Bibliografische Information der Deutschen Bibliothek

Die Deutsche Bibliothek verzeichnet diese Publikation
in der Deutschen Nationalbibliografie; detaillierte
bibliografische Daten sind im Internet unter
http://dnb.ddb.de abrufbar.

ISBN-10: 3-00-018902-5
ISBN-13: 978-3-00-018902-9

2. unveränderte Auflage, Juni 2006

Bei Fragen wenden Sie sich bitte an die Abteilung
Presse- und Öffentlichkeitsarbeit der
Orthomol pharmazeutischen Vertriebs GmbH
Telefon: 02173-90590.
www.orthomol.de

VITAMIN-GESCHICHTEN

Wie verrückte Hühner und britische Leichtmatrosen der Medizin auf die Sprünge halfen

Erzählt von Professor Hans Konrad Biesalski und Daniela Kleiböhmer
Gezeichnet von Raymond Côme

Inhalt

Vorwort

Die Entdeckung der Vitamine ist Medizingeschichte. In diesem Buch erzählen wir ausgewählte Vitamin-Geschichten, die ohne Anspruch auf Vollständigkeit zeigen, wie unentbehrlich Vitamine für uns sind. In der Vergangenheit hatten Vitamine oft dramatischen Einfluss auf Gesundheit und Leben der Bevölkerung. Vitamin-Geschichten sind im wahrsten Sinne des Wortes „Lebens-Geschichten" und eröffnen uns einen ungeschönten Blick auf den Alltag vergangener Tage.

Was viele über das Glück, die Liebe und gutes Wetter sagen, gilt auch für die Vitamine: Man nimmt sie erst dann richtig wahr, wenn man sie vermisst. Mangelerkrankungen waren bei den meisten Vitaminen der Anlass ihrer Entdeckung. Wo Menschen in Gefangenenlagern, auf monatelangen Schiffsreisen oder schlicht in ärmlichen Verhältnissen mit einseitiger Kost überleben mussten, brachen oft seltsame Krankheiten aus. Die Ernährung hatte direkten Einfluss auf die Symptome. Findige Forscher und Kommissar Zufall identifizierten einzelne Nahrungsmittel, die gefürchtete Krankheiten wie Skorbut, Beriberi oder Pellagra verhindern und heilen konnten. Erst später wurden die relevanten Substanzen isoliert und beschrieben. Die Entdeckung der Vitamine ist heute historisch, die Erforschung ihres Potenzials für unsere Gesundheit hat dagegen gerade erst richtig begonnen. Vielleicht werden kommende Generationen die Geschichte der Vitamine erweitern können – um jene Kapitel, in denen Vitamine Anteil an der Bekämpfung der Zivilisationskrankheiten hatten.

Vitamin A

Ohne dieses Vitamin tappten wir alle im Dunkeln. Unser Augenlicht ist von Vitamin A abhängig, denn Retinol, so die chemische Bezeichnung, ist Bestandteil des „Sehpurpurs“ Rhodopsin. In den Stäbchenzellen der Retina zerschlägt jeder Lichtimpuls ein Rhodopsin-Molekül in das Protein Opsin und Retinal und ermöglicht uns über eine Kaskade von Reaktionen, Licht zu sehen.

Fehlt Vitamin A oder dessen Vorstufe Beta-Carotin im Speiseplan, können wir Hell und Dunkel nicht mehr unterscheiden und unsere Sehkraft schwindet schleichend – zuerst in der Dämmerung oder bei schlechten Lichtverhältnissen, daher der Name Nachtblindheit. Diese wurde im Gegensatz zu den weniger spezifischen Symptomen eines Vitamin-A-Mangels (wie trockenen Schleimhäuten und schuppiger Haut) schon früh als eine Krankheit beschrieben, die mit speziellen Lebensmitteln geheilt werden konnte.

Schon 1500 Jahre vor unserer Zeitrechnung behandelte man in Ägypten Nachtblinde mit Leber. Das wissen wir aus einem „Schnäppchen“, welches ein gewisser Georg Ebers im vorletzten Jahrhundert von Grabräubern zum Dumping-Preis erwarb. Seine 18 Meter lange Papyrusrolle mit dem medizinischen Wissen der ägyptischen Hochkultur enthält allein 100 Rezepte zur Behandlung von Augenkrankheiten. Zielsicher setzten die Mediziner von einst bei Nachtblindheit das effektivste Lebensmittel gegen Retinol-Mangel ein – natürlich ohne je von Vitamin A gehört zu haben: Man solle Leber essen und die Pupillen mit Rinderfett ölen, lautete die Empfehlung. Der erste Teil dieser Behandlungsmethode überdauerte – zumindest im Prinzip – immerhin 3500 Jahre Medizingeschichte.

Vitamin A kommt hauptsächlich in Fleisch, Milch und Eiern vor – alles Lebensmittel, die sehr armen Bevölkerungsschichten in der Regel nicht zur Verfügung stehen. Noch Mitte des 20. Jahrhunderts kam es auch in Deutschland zu Mangelkrankheiten aufgrund der schlechten Vitamin-A-Versorgung. Ein prominentes Beispiel ist der Schriftsteller Karl May, der in seiner frühen Kindheit wahrscheinlich aufgrund eines Vitamin-A-Mangels erblindete.

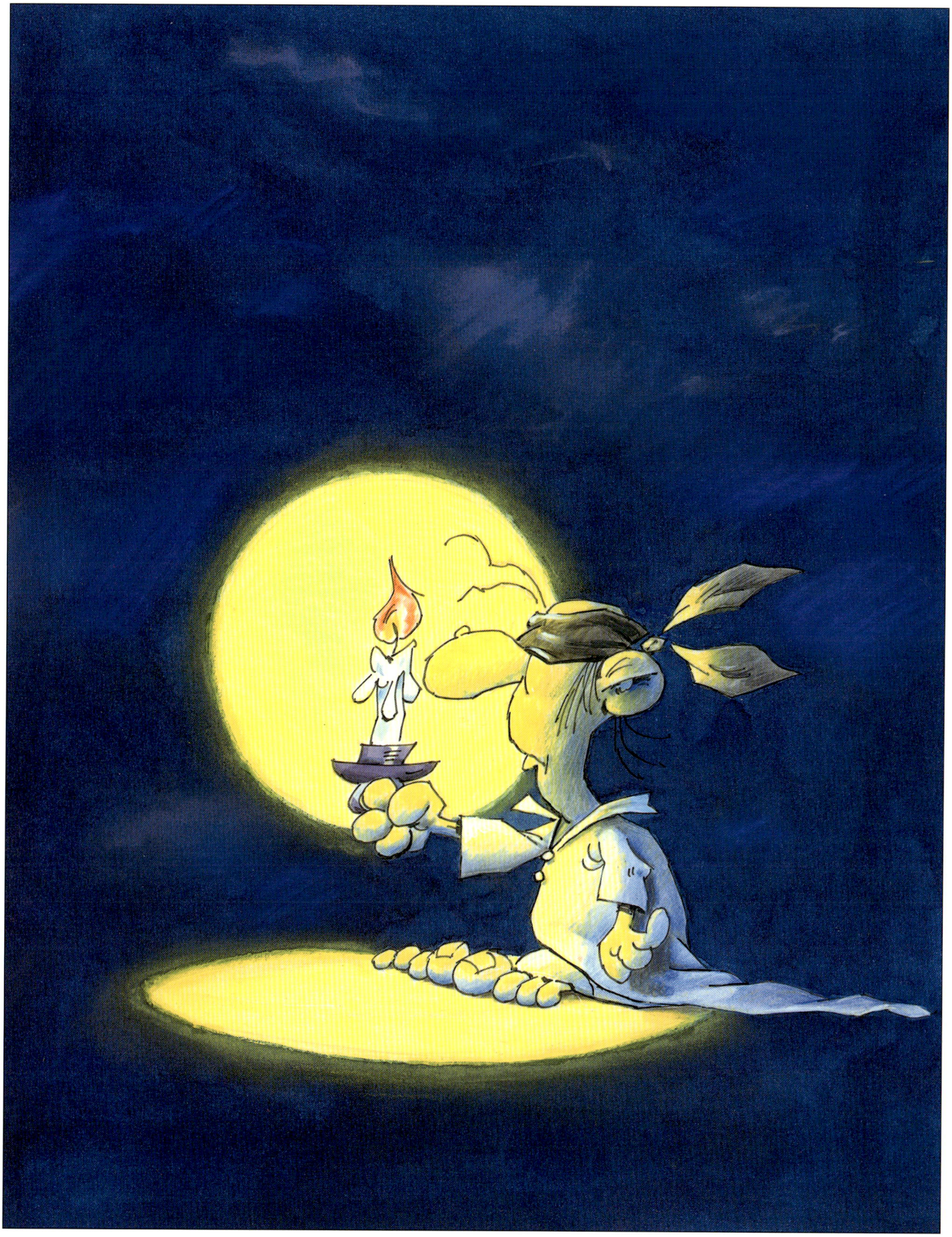

May schreibt in seiner Autobiografie: „Daß ich kurz nach der Geburt sehr schwer erkrankte, das Augenlicht verlor und volle vier Jahre siechte, war nicht eine Folge der Vererbung, sondern der rein örtlichen Verhältnisse, der Armut, des Unverstandes und der verderblichen Medikasterei,* der ich zum Opfer fiel. Sobald ich in die Hand eines tüchtigen Arztes kam, kehrte mir das Augenlicht wieder, und ich wurde ein höchst kräftiger und widerstandsfähiger Junge." Mit fünf Jahren gewann der Winnetou-Erfinder sein Augenlicht zurück, möglicherweise weil ein Dresdener Spezialist Lebertran empfahl.

Obwohl wir heute über die Bedeutung von Vitamin A für die Sehkraft, die Infektabwehr und die frühkindliche Entwicklung gut informiert sind, bleiben die Folgen des Vitamin-A-Mangels in vielen Ländern der Dritten Welt ein Problem. Hilfsorganisationen verteilen Vitamin-A-Tabletten und Gentechniker kreieren Gewächse, die sich selbst mit Beta-Carotin anreichern. Ihr „goldener

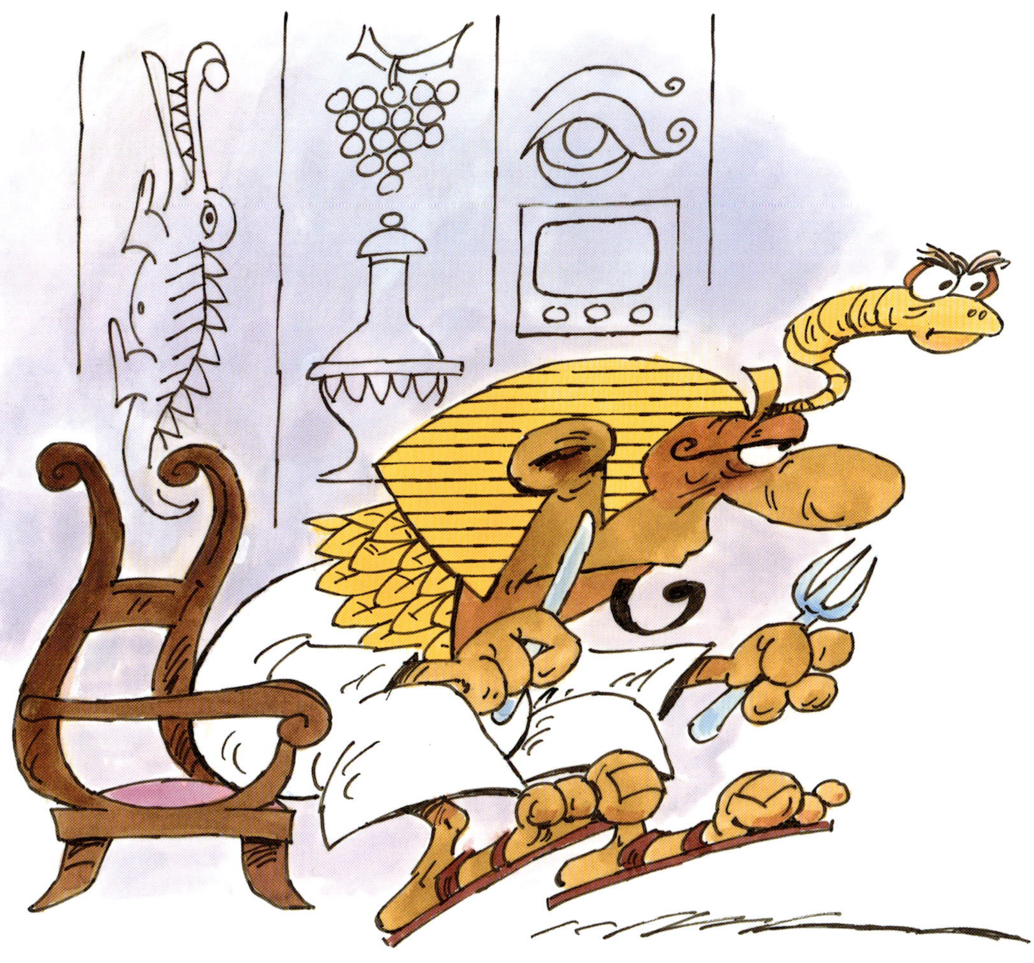

Reis" soll auch den Menschen das Augenlicht bewahren, die auf geschälten Reis als billige Einheitskost angewiesen sind. Es wird allerdings noch darum gestritten, ob „Hightech"-Pflanzen gesunde Mischkost ersetzen sollten.

Erste Hinweise deuten an, dass Vitamin A auch der Gesundheit der freiwillig fehlernährten Bewohner der Industrienationen förderlich sein könnte: Kürzlich veröffentlichte Untersuchungen an Fettgewebszellen zeigen, dass Vitamin A die Produktion eines Stoffs namens Resistin hemmt, der mit der Insulinresistenz in Verbindung gebracht wird. Insulinresistenz begünstigt Übergewicht und die Entwicklung von Diabetes. Die Zunahme der Insulinresistenz in unserer Bevölkerung stellt ein großes Problem dar. Weitere Studien sollen nun klären, ob eine optimale Vitamin-A-Versorgung evtl. das Diabetesrisiko senken kann.

*Medikasterei: Kurpfuscherei

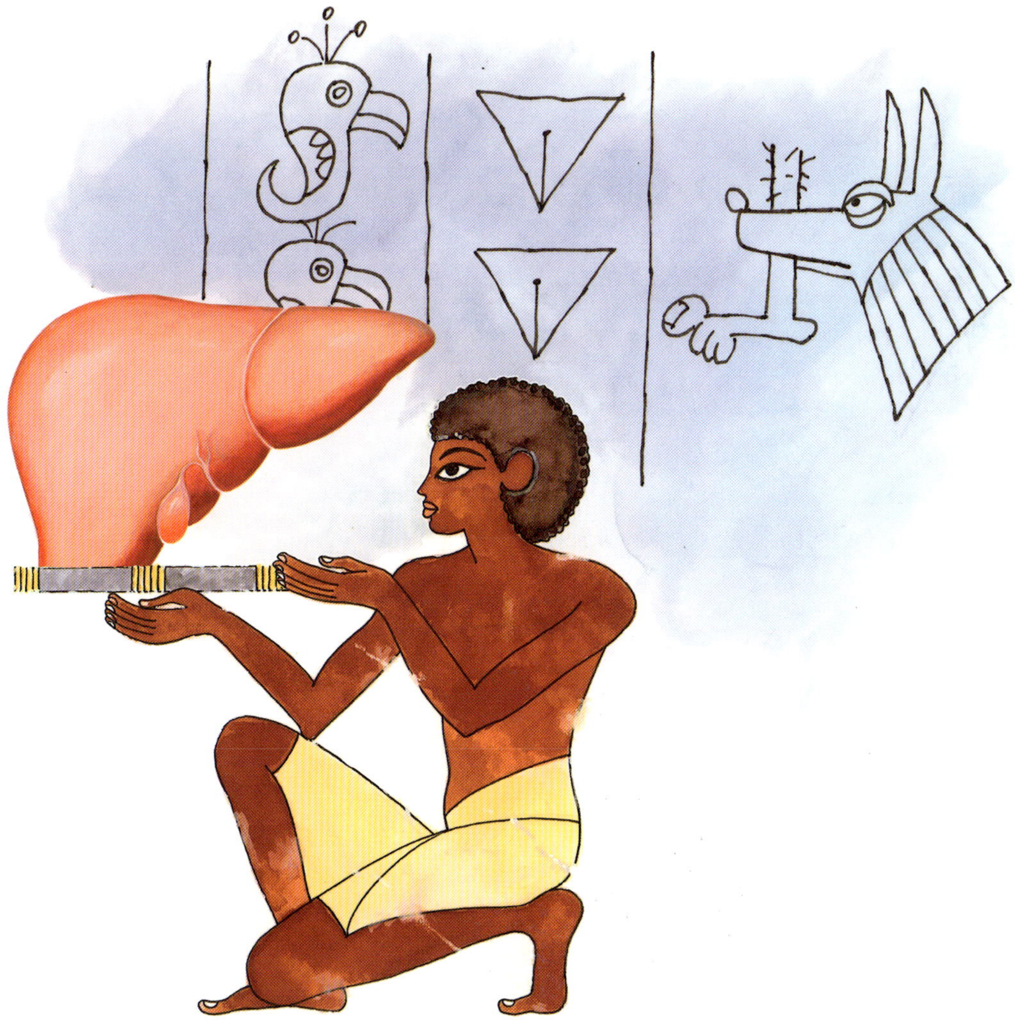

Vitamin D

Ganze Industriezweige der nördlichen Hemisphäre verdanken diesem Vitamin ihre Existenz. Denn Solarienbetreiber, Sonnenmilchproduzenten und Hersteller „bräunender" Kosmetik leben davon, dass uns Vitamin D im Rahmen der Evolution zu Bleichgesichtern machte. Sobald sich der erste „Homo sapiens" aus dem sonnenverwöhnten Süden in nördlichere Gebiete aufmachte, erkrankten unsere farbigen Vorfahren an Rachitis und Osteomalazie, einer „Knochenerweichung" aufgrund von Vitamin-D-Mangel. Ihre dunkle Sonnenschutz-Haut ließ nicht ausreichend UV-Strahlung hindurch, um damit die körpereigene Vitamin-D-Synthese in Schwung zu halten. Rachitische Kinder hatten keine Chance auf eigene Nachkommen. Damit avancierte hellere Haut zum Selektionsvorteil – und setzte sich nach allen Regeln der Evolution durch.

Seit die Zusammenhänge zwischen Vitamin D und Rachitis bzw. Osteomalazie bekannt sind, wurde die „Knochenerweichung" an der Spitze der Skelettkrankheiten vom „Knochenschwund" abgelöst. Jüngste Untersuchungen bestätigen, dass Vitamin D ein Hoffnungsträger im Kampf gegen Osteoporose ist, die sich in einer alternden Bevölkerung zum Massenphänomen auswächst.

Darüber hinaus scheint Vitamin D in die komplexen Vorgänge bei der Krebsentstehung einzugreifen. Ergebnisse epidemiologischer Studien deuten darauf hin, dass Vitamin D die Entstehung von Darmkrebs hemmt. Ein mögliches Modell für diesen Zusammenhang haben die Forscher auch schon: Vitamin D beeinflusst die Expression eines Proteins, das in die Kaskade zur Regulation des Zellwachstums eingreift.

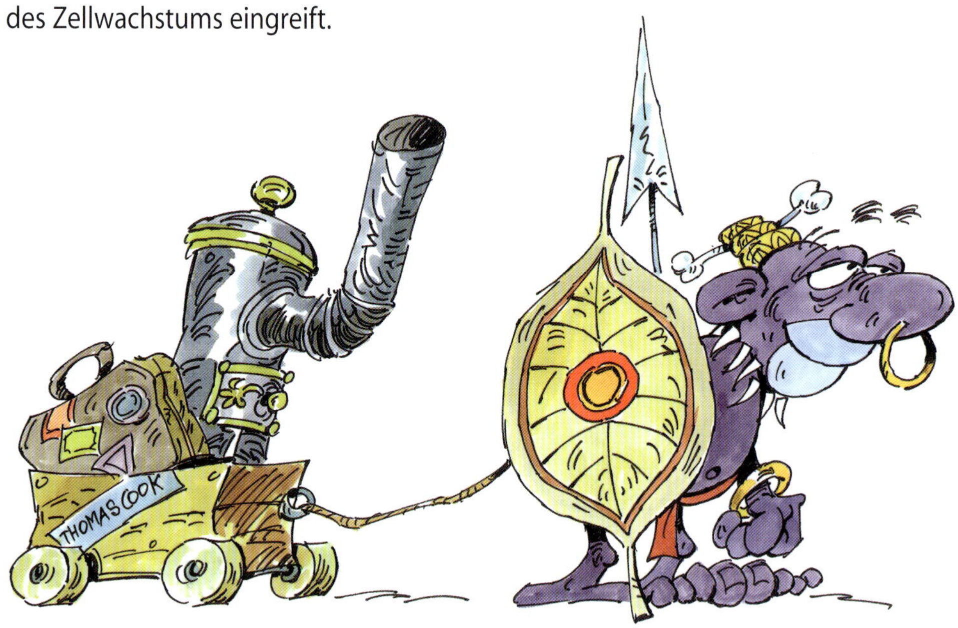

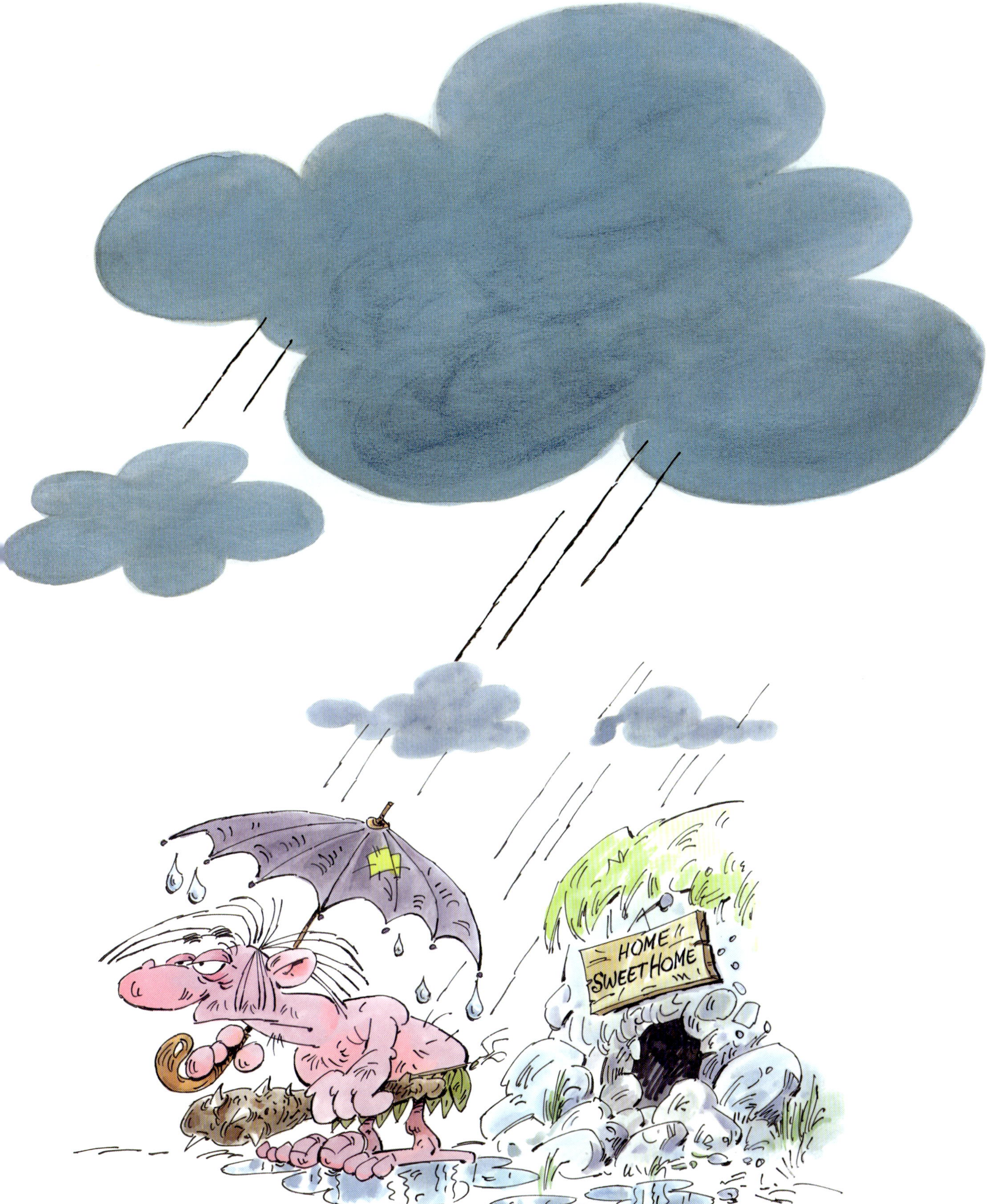
HOME
SWEET HOME

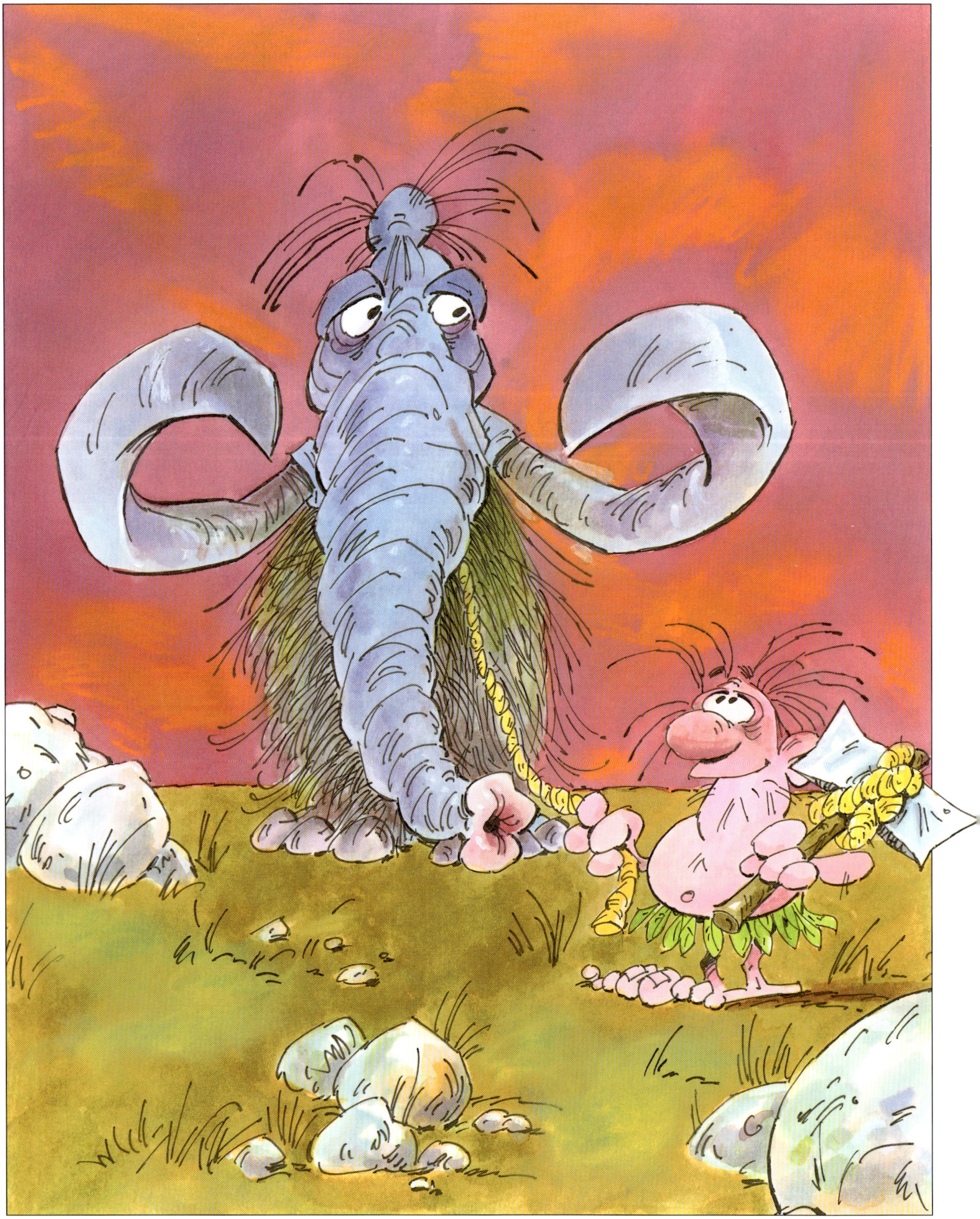

Starke, gesunde Knochen waren für steinzeitliche Jäger und Sammler überlebenswichtig – deshalb spielte Vitamin D später noch einmal als Selektionsfaktor eine große Rolle: Mit den ersten Haustieren bereicherte Milch den täglichen Speiseplan. Für die meisten Erwachsenen war Milch ungenießbar, denn Laktoseintoleranz war noch die Regel. Wer Milch vertrug, war klar im Vorteil: Ihr Kalzium stärkte die Knochen und erleichterte zusätzlich die Vitamin-D-Aufnahme aus der Nahrung. Zusammen ergab das ein unschlagbar stabiles Skelett – und die „Milchtrinker" übernahmen die nördliche Erdhalbkugel.

Wer trotz heller Haut zu wenig Sonne bekommt, um die körpereigene Vorstufe Calciferol in Vitamin D umzuwandeln, muss das Sterin über die Nahrung aufnehmen. Vitamin D kommt fast ausschließlich in Lebensmitteln tierischen Ursprungs vor – und auch da nicht besonders reichlich. In fetten Fischen, Butter und Milch sind geringe Mengen enthalten. Zu Beginn der Industrialisierung wurde in Fabriken und Bergwerken von Erwachsenen wie Kindern von Sonnenaufgang bis Sonnenuntergang geschuftet – da reichte das Licht nicht zur Vitamin-D-Produktion. Gleichzeitig konnten sich die Arbeiter kaum tierische Nahrungsmittel leisten. Die „englische Krankheit", wie die Rachitis damals genannt wurde, breitete sich epidemieartig in ganz Nordeuropa aus. Noch viel weiter im Norden überlebte dagegen eine besondere Risikogruppe für Vitamin-D-Mangel, weil es ausgerechnet in ihrer so lebensfeindlichen Umgebung eine besonders gute Vitamin-D-Quelle gab: Eskimos, deren dicke Kleidung nicht nur die Kälte, sondern auch das Sonnenlicht aussperrte, konnten kaum Vitamin D produzieren. Dafür spendeten Fisch und vor allem Robbenmilch ausreichend Vitamin D. Heute wissen wir, dass die Milch der Robben die einzige mit reichlich Vitamin D ist – und menschliches Leben im ewigen Eis ermöglichen half.

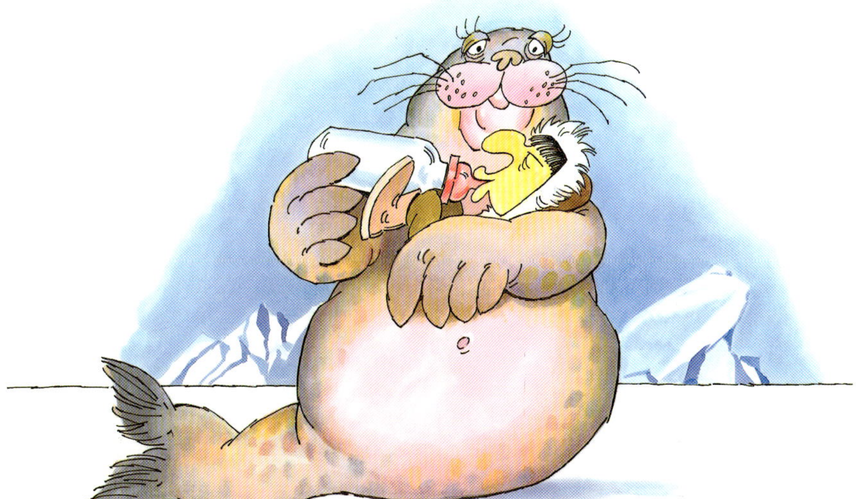

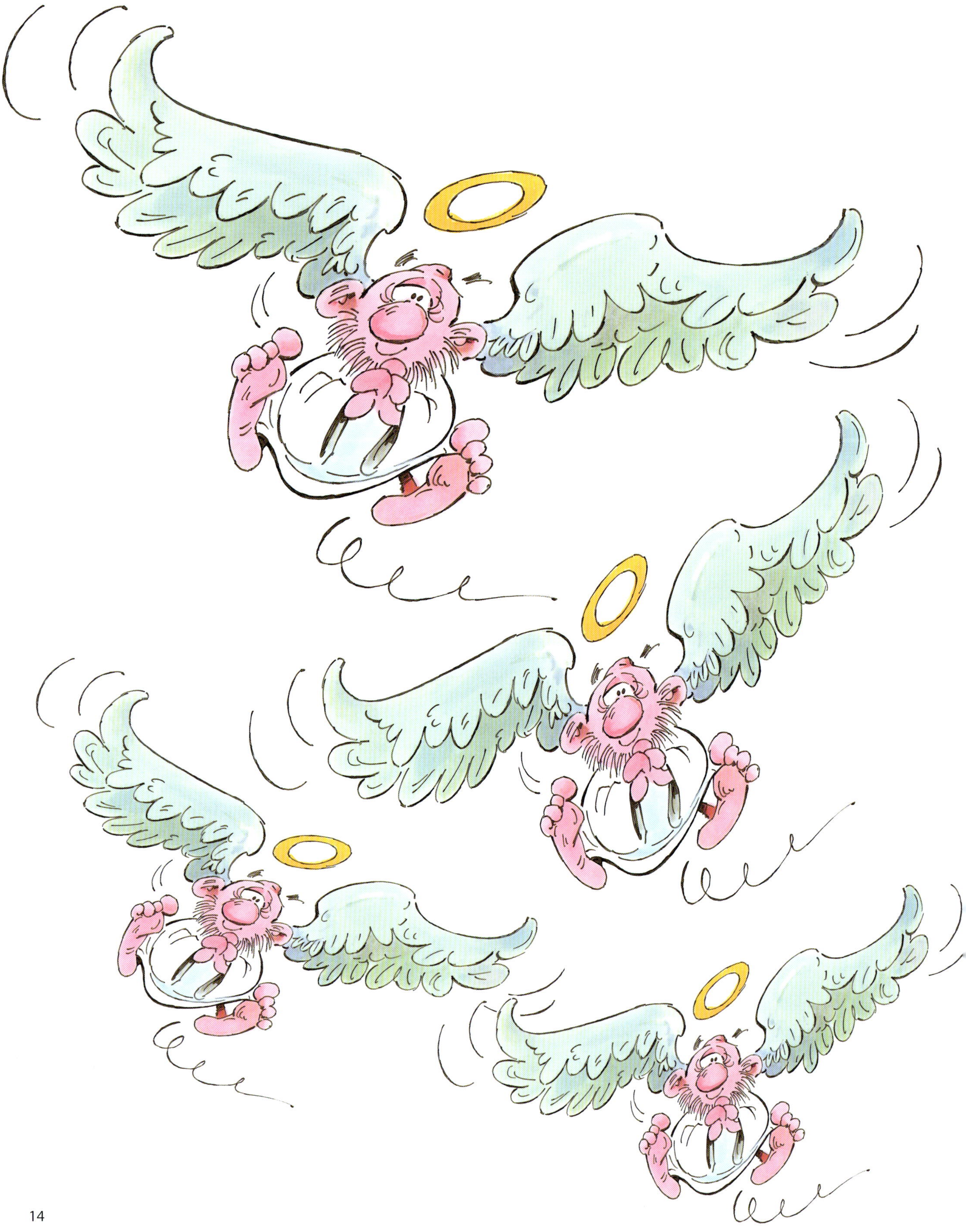

Vitamin E

Vitamin E gilt als der Schutzpatron der Zelle. Genau genommen müsste man sich allerdings eine kleine Schutzpatron-Familie vorstellen, denn Vitamin E ist ein Gemisch aus acht verschiedenen, wenn auch eng verwandten Tocopherolen. Als fettlösliche Vertreter der antioxidativen Vitamin-Familie patrouillieren sie im Bereich der lipophilen Zellmembranen und beschützen als „Radikalfänger“ die empfindliche Zellhülle vor oxidativen Schäden. Klinische Fälle von echten Vitamin-E-bedingten Mangelkrankheiten sind nicht beschrieben. Das mag daran liegen, dass der „Allesfresser“ Mensch bei seiner Ernährung an passablen Vitamin-E-Quellen kaum vorbeikommt und selbst einseitige Ernährung eine Minimalversorgung sicherstellt.

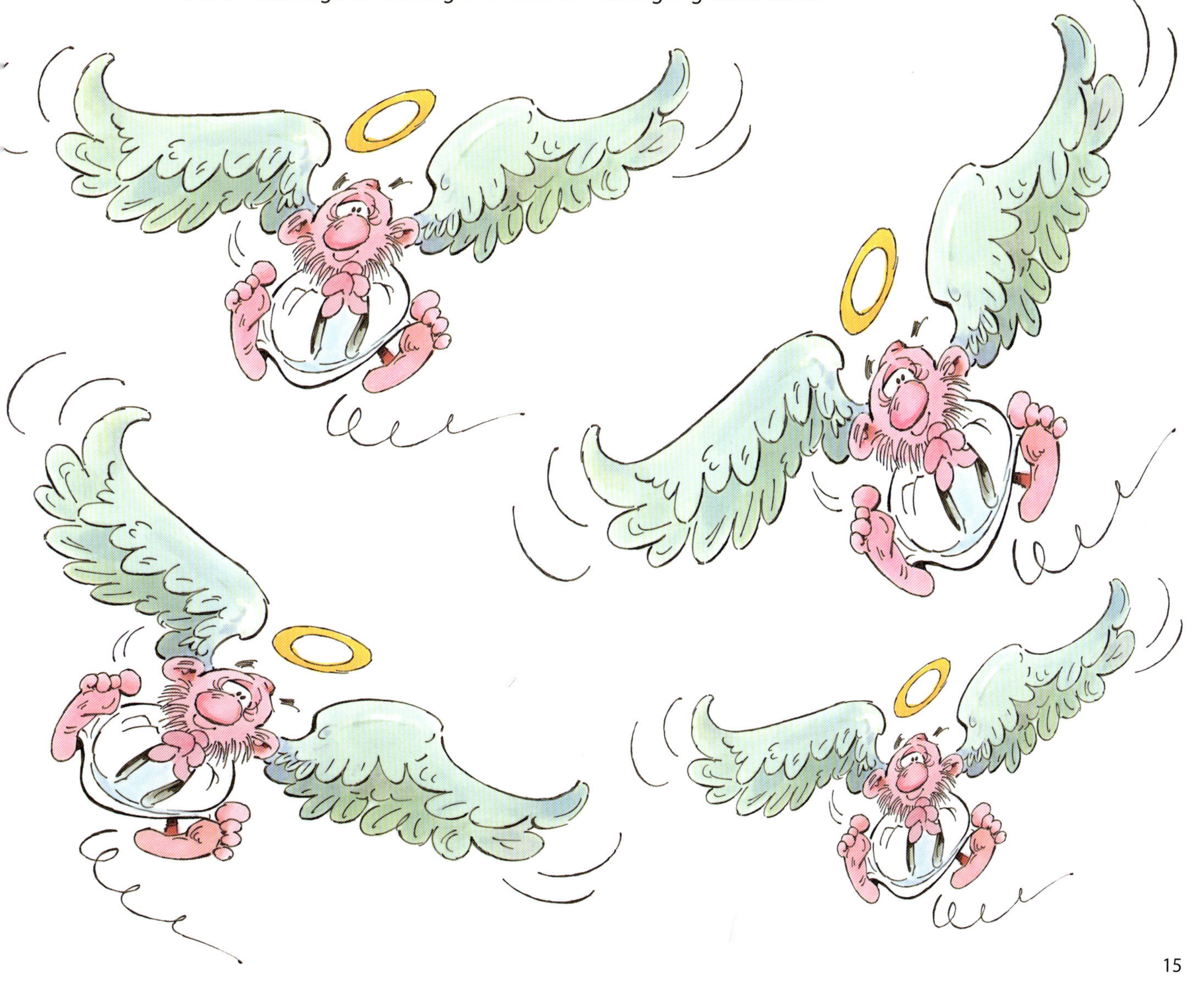

Umso kniffliger war es für die Forscher, dem Schutzpatron seinen Vitamincharakter nachzuweisen. Da sich entsprechende Experimente am Menschen verboten, setzte man verschiedene Tiere auf „Vitamin-E-freie Diät". Hühner reagierten am spektakulärsten: Sie erkrankten an der „crazy chick disease", einer ernährungsbedingten Enzephalomalazie mit schweren neurologischen Ausfällen. Die Tiere taumelten orientierungslos umher, standen regelrecht Kopf und konnten sich nicht mehr aufrichten. Heute investieren Geflügelzüchter prophylaktisch in eine Extraportion Vitamin E, bevor sie einen Stall voller „verrückter Hühner" riskieren.

Verfrühte Vorschusslorbeeren erntete Vitamin E aufgrund einiger Versuche mit Laborratten, die unter Vitamin-E-Entzug die Fortpflanzung einstellten. Befruchtete Eizellen kamen zwar zu Stande, es entwickelte sich aber kein Fötus. Sobald die Nager wieder mit Vitamin E versorgt waren, vermehrten sich die Tierchen vorbildlich. Darauf wurde Vitamin E als „Fruchtbarkeitsvitamin" gefeiert, ein Begriff, den das (männliche) Wunschdenken direkt mit „Potenzvitamin" übersetzte. Wissenschaftlicher Überprüfung hielt dieses Versprechen allerdings nicht stand, auch wenn in Einzelfällen der Glaube Berge versetzt (oder auch aufgerichtet) haben soll.

Für Ernährungsmediziner ist Vitamin E trotzdem ein Hoffnungsträger. Im Team mit Vitamin C, das den fettlöslichen Bruder nach jeder Oxidation wieder regeneriert, könnte es zur Prävention und Behandlung einer ganzen Palette von Zivilisationskrankheiten beitragen. So hat man festgestellt, dass eine Ernährung mit reichlich Vitamin E das Risiko senkt, an Parkinson zu erkranken. Bei der Entstehung der Parkinson-Krankheit spielen nämlich reaktive Sauerstoffspezies eine wichtige Rolle, die durch Vitamin E umgewandelt werden können.

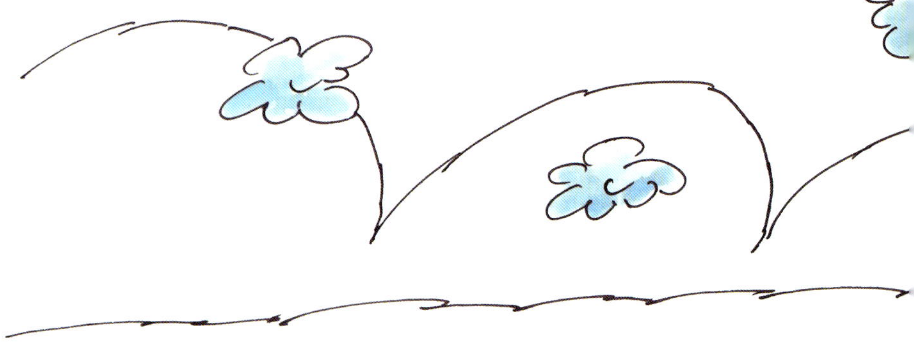

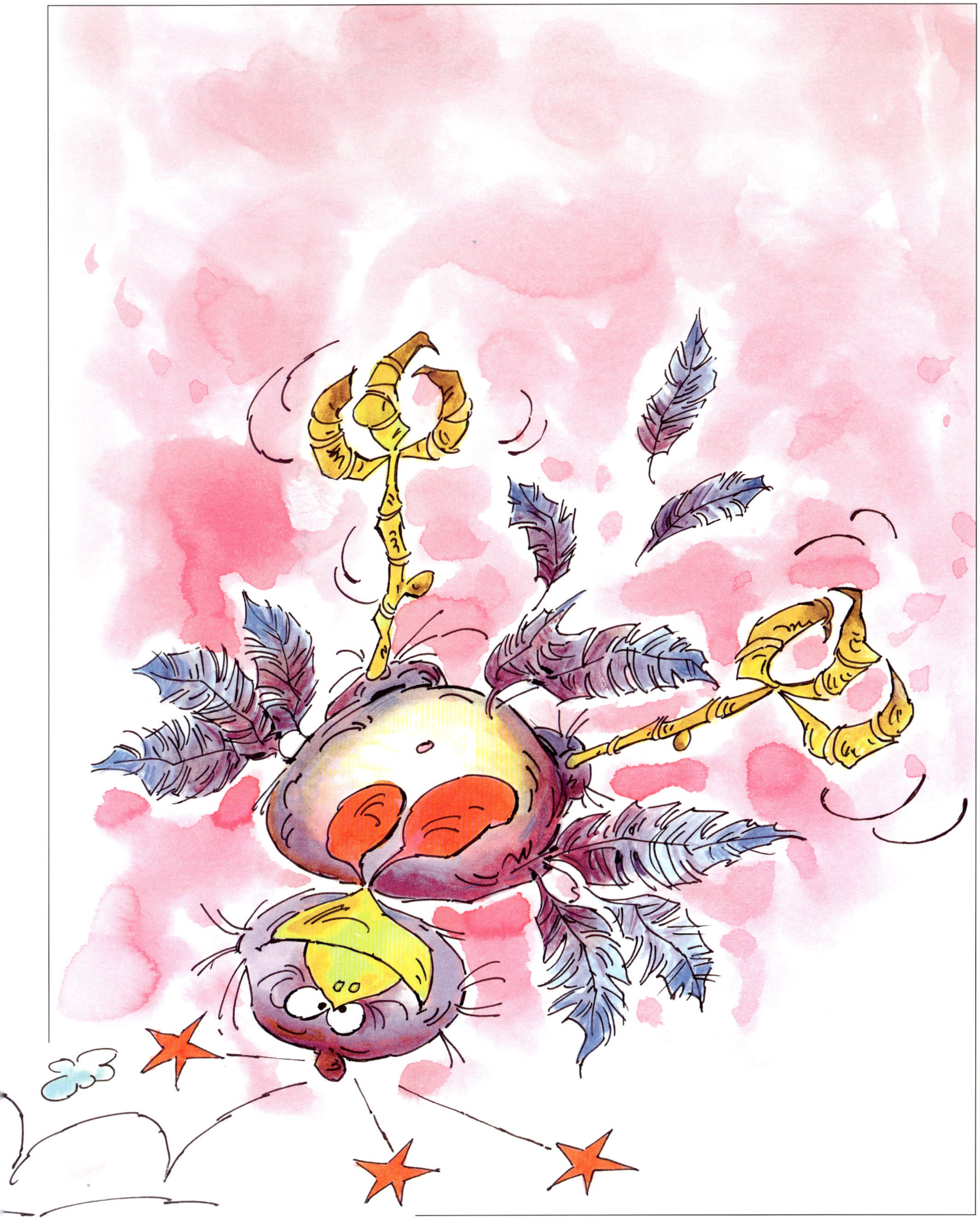

Vitamin K

Die Nomenklatur der Vitamine folgt auf den ersten Blick nicht gerade den Gesetzen der Logik: Der Name „Vit-amine" täuscht jeden Betrachter mit chemischen Grundkenntnissen zuverlässig über ihre wahre Natur hinweg (schließlich sind sie längst nicht alle Stickstoff-Verbindungen!) und der Versuch einer alphabetischen Ordnung scheint ebenfalls kläglich gescheitert zu sein. A, B, C, D und E reihen sich noch anständig ein, aber F bis I fehlen komplett, bevor es plötzlich mit K weitergeht. Die Lücken entstanden, als sich einige vorschnell als Vitamine betitelte Substanzen nicht als essenziell für den Körper erwiesen oder sich gewisse Bezeichnungen einfach nicht durchsetzten (so wurde Vitamin H zu Biotin). Der Name des Vitamin K hat allerdings noch einen funktionalen Grund: Als der Däne Carl Peter Henrik Dam 1934 eine fettlösliche Substanz mit Einfluss auf die Blutgerinnung aus der Luzerne isolierte, nannte er seinen Fund „Koagulations-Vitamin" – eben Vitamin K.

Die Blutgerinnung ist tatsächlich eines der wichtigsten Arbeitsfelder dieses Vitamins. Einige an der Synthese von Gerinnungsfaktoren beteiligte Enzyme brauchen „Phyllochinon", so die chemische Bezeichnung des Vitamins, als Cofaktor. Eine schwere Unterversorgung mit Vitamin K hätte fatale Blutungen zur Folge. Glücklicherweise hat die Natur uns gleich doppelt gegen einen völligen Zusammenbruch der Vitamin-K-Versorgung abgesichert: Erstens ist das hitzestabile Vitamin K_1 in fast allen Lebensmitteln versteckt, und zweitens produzieren unsere Darmbakterien zusätzlich die Variante Vitamin K_2, die unser Körper zumindest teilweise verwertet. Nur bei Neugeborenen reicht diese doppelte Sicherung nicht immer. Weil Muttermilch wenig Vitamin K enthält und die Darmflora von Säuglingen noch nicht komplett ausgebildet ist, wird ihnen das Vitamin in den ersten Lebenstagen injiziert. Übrigens findet sich speziell in der deutschen Hausmannskost eine hervorragende Vitamin-K-Quelle: Schon 5 Gramm Sauerkraut decken den Tagesbedarf eines gesunden Erwachsenen. Weißkohl enthält nämlich reichlich Vitamin K_1, und zusätzlich stellen die zur Gärung verwendeten Bakterien fleißig Vitamin K_2 her.

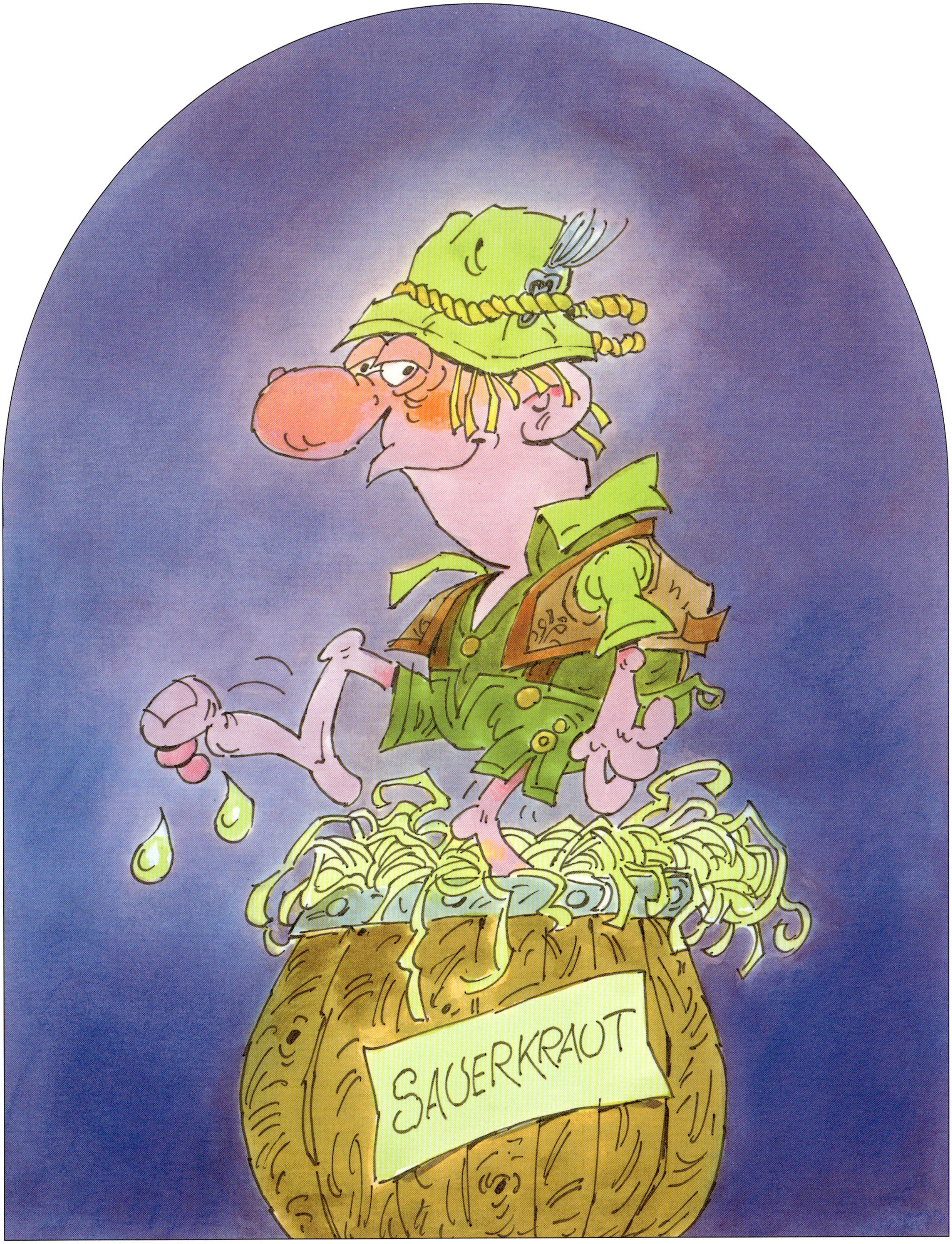
SAUERKRAUT

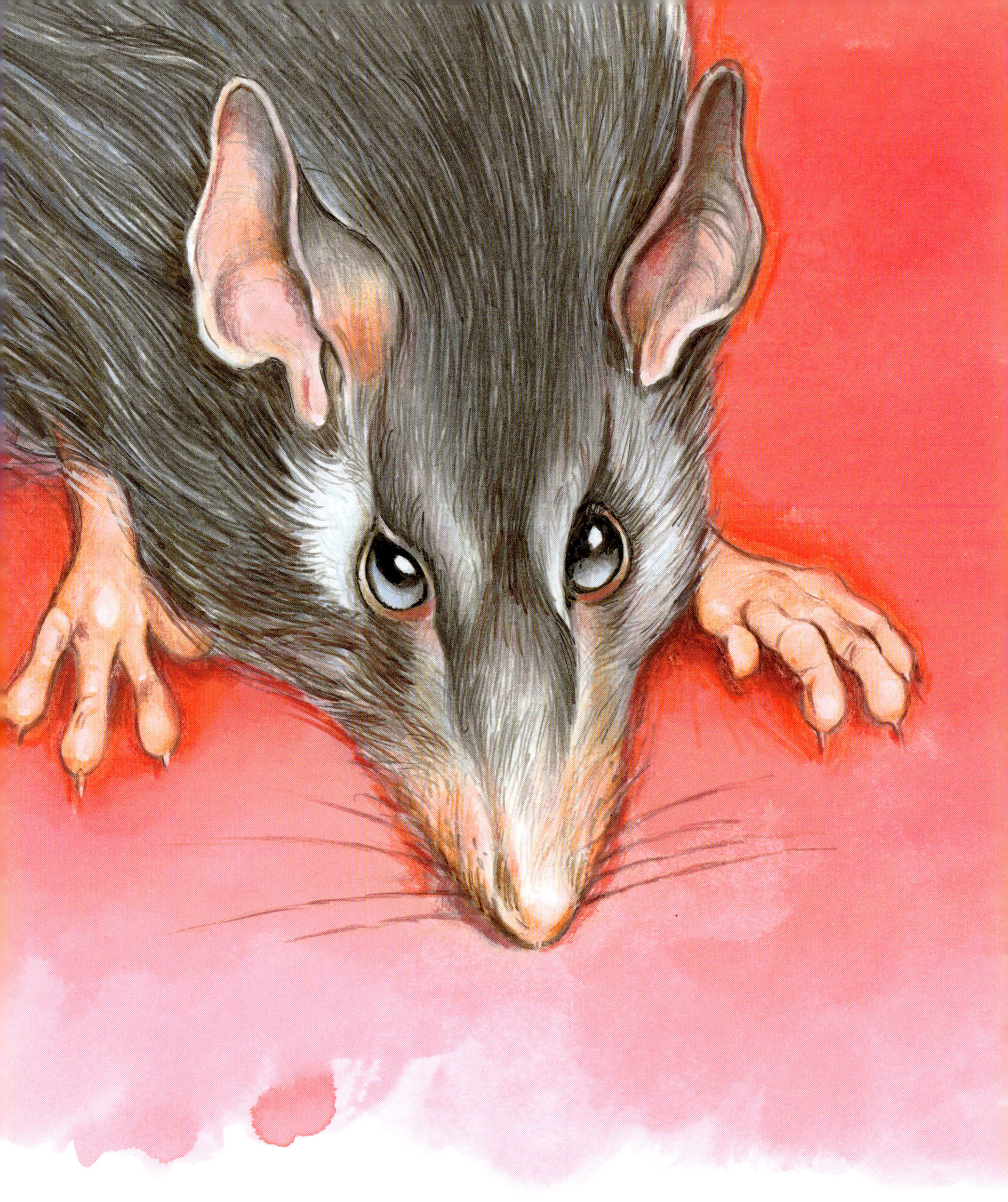

Während sich Namensgeber Henrik Dam mit seinem amerikanischen Kollegen Edward Adelbert Doisy 1943 über den Nobelpreis für die Entdeckung des Vitamin K freute, witterten Kammerjäger schon praktische Einsatzmöglichkeiten der neuen Erkenntnisse. So sorgte das Wissen über die Funktionsweise des Vitamin K bald für buchstäblich blutige Fortschritte in der Rattenbekämpfung: Man fand chemische Substanzen, so genannte Cumarine, die dem Vitamin K zwar ähnlich sehen, aber nicht seine Funktion erfüllen. Werden solche Stoffe an unerwünschte Nager verfüttert, verwechseln bestimmte Enzyme zur Herstellung der Blutgerinnungsfaktoren das Cumarin mit Vitamin K. Sie binden an das Vitamin-K-Double und werden damit blockiert. Fachleute sprechen von „kompetitiver Hemmung" des Enzymsystems. Das ist für die Tiere das Todesurteil – sie sterben (schmerzlos, wie Hersteller betonen) innerhalb von zwei bis drei Tagen an inneren Blutungen.

Neben der Blutgerinnung spielt Vitamin K noch auf anderen körpereigenen Bühnen wichtige Rollen. Besonders aktiv ist es im Knochenstoffwechsel: In einer Untersuchung mit über 70 000 Krankenschwestern verringerte eine gute Vitamin-K-Versorgung das Risiko eines Oberschenkelhalsbruchs und erhöhte die Knochendichte. Darüber hinaus scheinen niedrige Vitamin-K-Spiegel die Entstehung arteriosklerotischer Ablagerungen in den Blutgefäßen zu fördern.

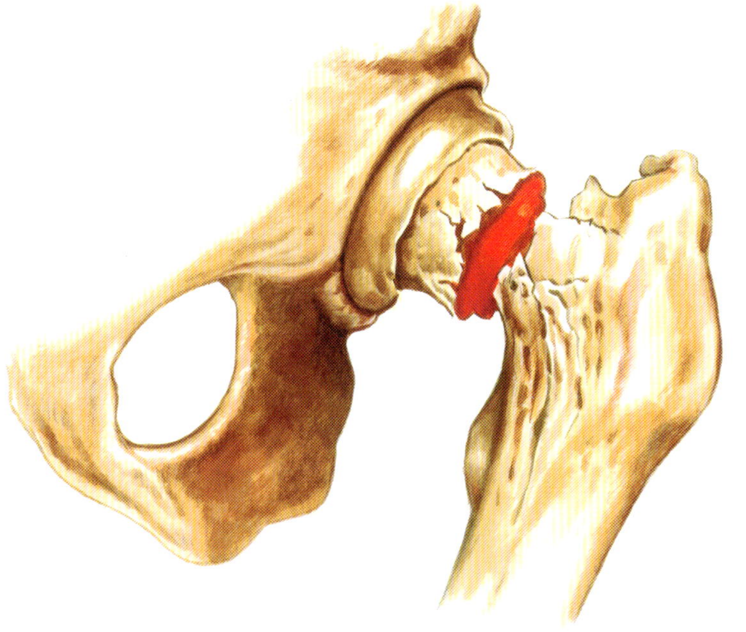

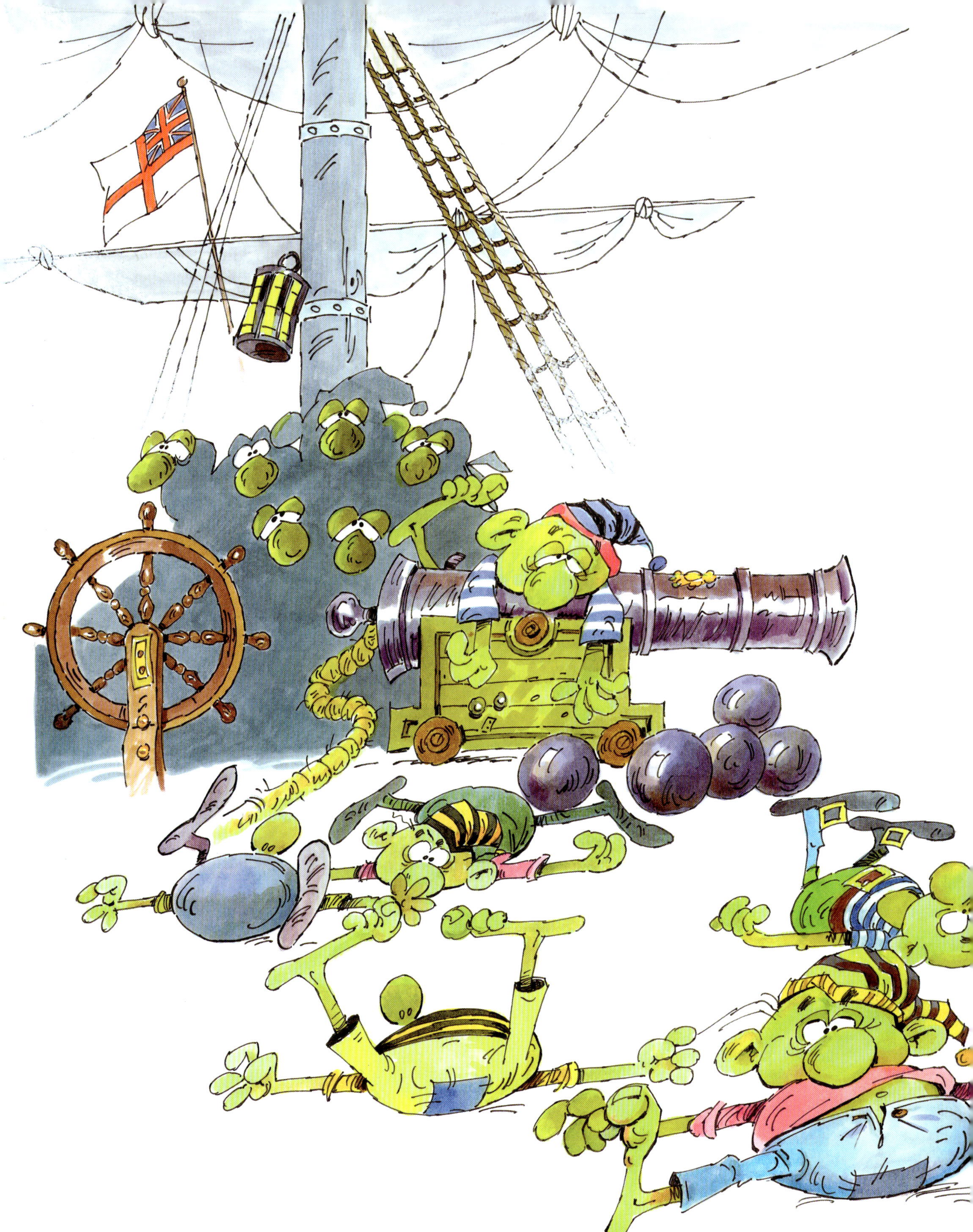

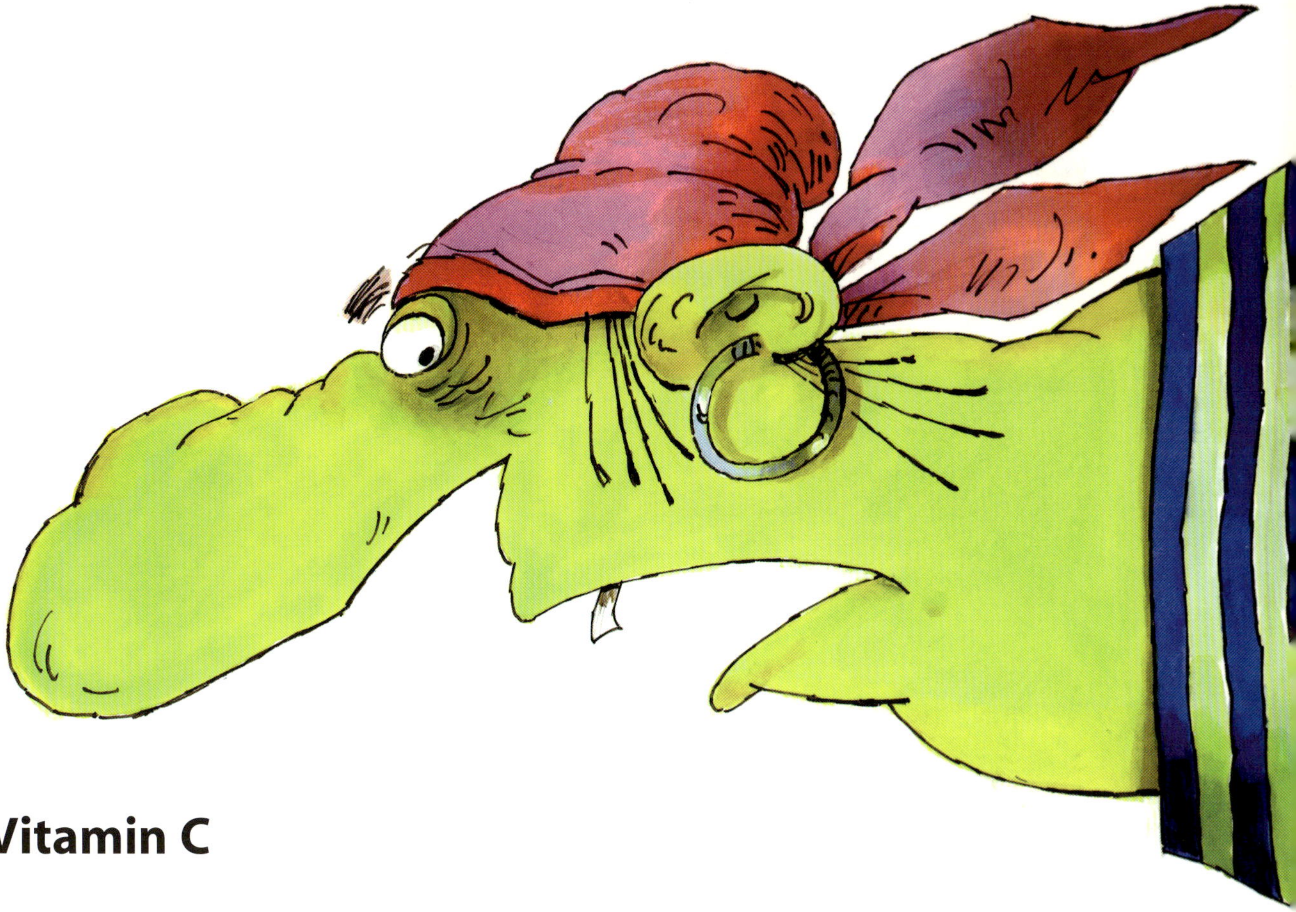

Vitamin C

Das bekannteste Vitamin hat auch die spektakulärste Geschichte. Denn als Schiffe noch mit Wind und Muskelkraft bewegt wurden, fürchteten die sturmerprobten Seeleute einen unsichtbaren Gast an Bord: den Skorbut. Schon in der Antike kämpften Seefahrer gegen diese Krankheit, die mit Zahnausfall und Erschöpfung begann und oft tödlich endete. Das unheimliche Phänomen wurde mit dem Seeklima oder der Jahreszeit erklärt, aber auch der giftige Atem der zahlreich vermuteten Seeungeheuer stand als Ursache zur Debatte. Skorbut behinderte die aufstrebende Seefahrt erheblich.

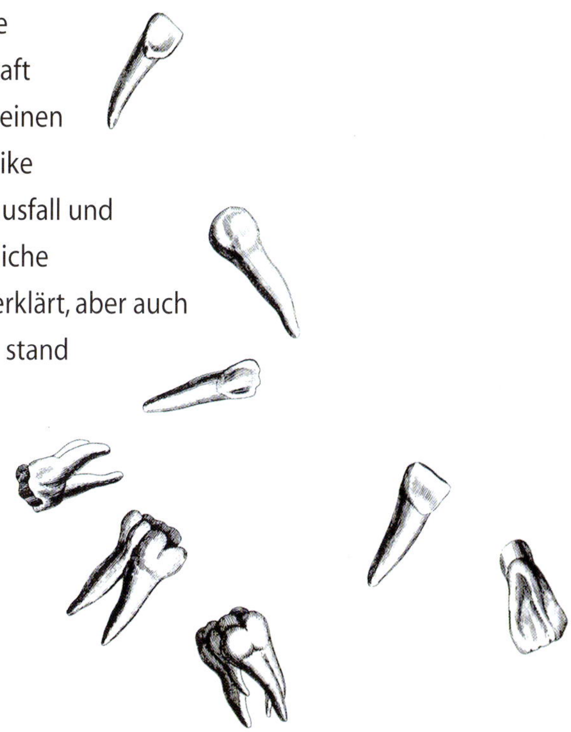

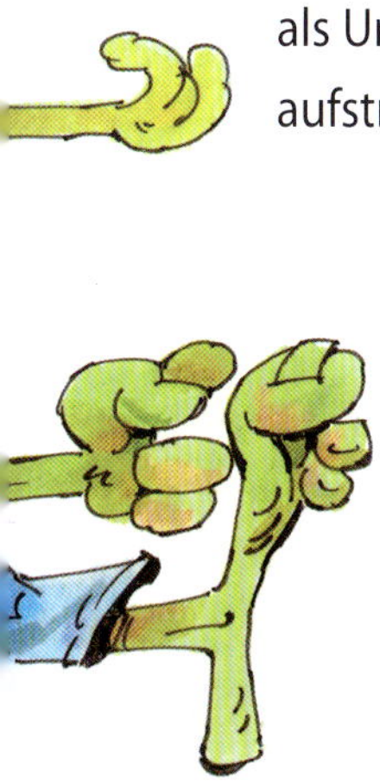

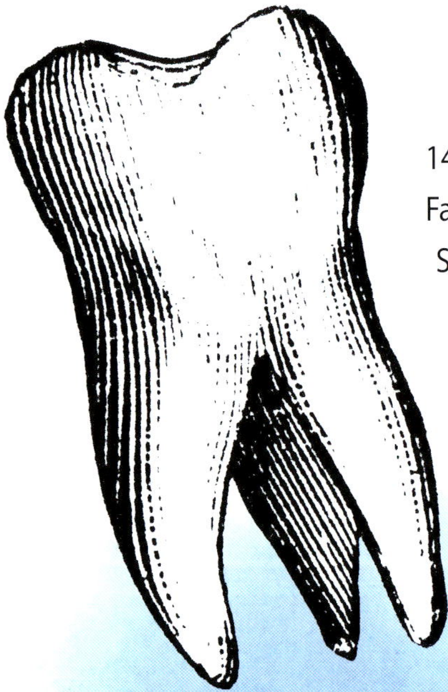

Der Portugiese Vasco da Gama, der im königlichen Auftrag 1498 den Seeweg nach Indien entdeckte, verlor auf einer einzigen Fahrt 100 Matrosen seiner 160 Mann starken Besatzung an den Skorbut.

Der französische Seefahrer Jacques Cartier landete nach seiner Erkundung des St.-Lorenz-Stroms 1535 im heutigen Montreal. Fast alle Männer an Bord litten an Skorbut. Cartier schrieb in sein Logbuch, ein Indianerrezept mit gekochtem Sud aus Tannenrinde und Kiefernnadeln habe seiner Mannschaft das Leben gerettet. Langsam dämmerte die Erkenntnis, dass Skorbut und die einseitige Ernährung an Bord – vornehmlich Schiffszwieback und Dörrfleisch – zusammenhingen. 200 Jahre später findet ein skorbutgezeichneter Segler zufällig ein „Heilmittel" gegen die Krankheit: Von seinen Kameraden zum Sterben an Land gesetzt, ernährt er sich von den Gewächsen, die er kriechend erreichen kann – und wird gesund.

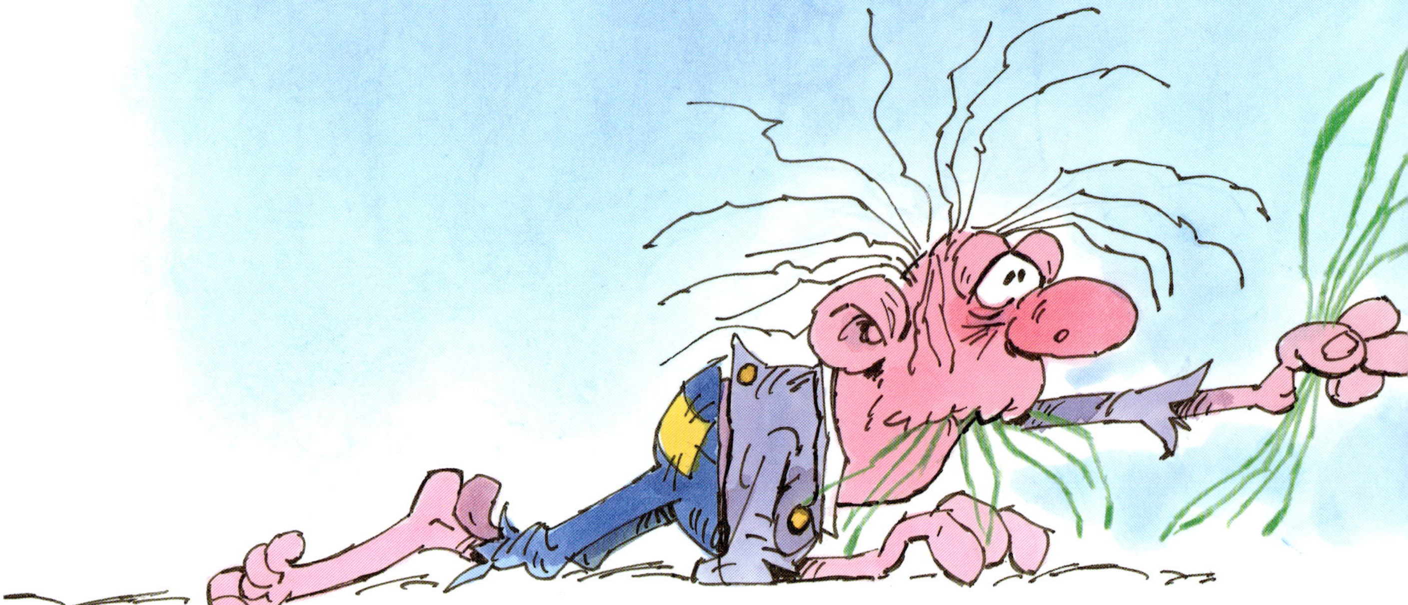

Dass der hohe Vitamin-C-Gehalt eines unscheinbaren Kreuzblütlers die Ursache der Mangelkrankheit Skorbut beseitigt, versteht zu dieser Zeit noch niemand – aber das „Scharbocks"- oder „Skorbut-Kraut" wird lange in der Therapie verwendet.

Wenige Jahrzehnte später wird Kapitän James Cook von der Royal Society für seinen Sieg über den Skorbut geehrt. Nachdem der britische Schiffsarzt James Lind 1747 einige Skorbut-Patienten mit diversen Flüssigkeiten wie Seewasser, Essig und Rum behandelt hatte, machte sich Cook dessen Ergebnisse zu Nutze. Die besten Erfolge erzielte Lind mit Orangen- und Zitronensaft. Kapitän Cook verordnete seinen Matrosen fortan Zitrusfrüchte, Sellerie und Sauerkraut, welches die Niederländer erfolgreich einsetzten, und verlor auf einer dreijährigen Reise keinen einzigen Matrosen.

Fatale Missverständnisse hielten das Schreckgespenst Skorbut allerdings noch einige Zeit am Leben: So zahlten Nordpolarexpeditionen bitteres Lehrgeld für die Entdeckung, dass Lemon-Juice (aus Zitronen) nicht durch Lime-Juice (aus der indischen Lime-Frucht) ohne nennenswerten Vitamin-C-Gehalt zu ersetzen war. Die deutsche Marine setzte ebenso irrtümlich

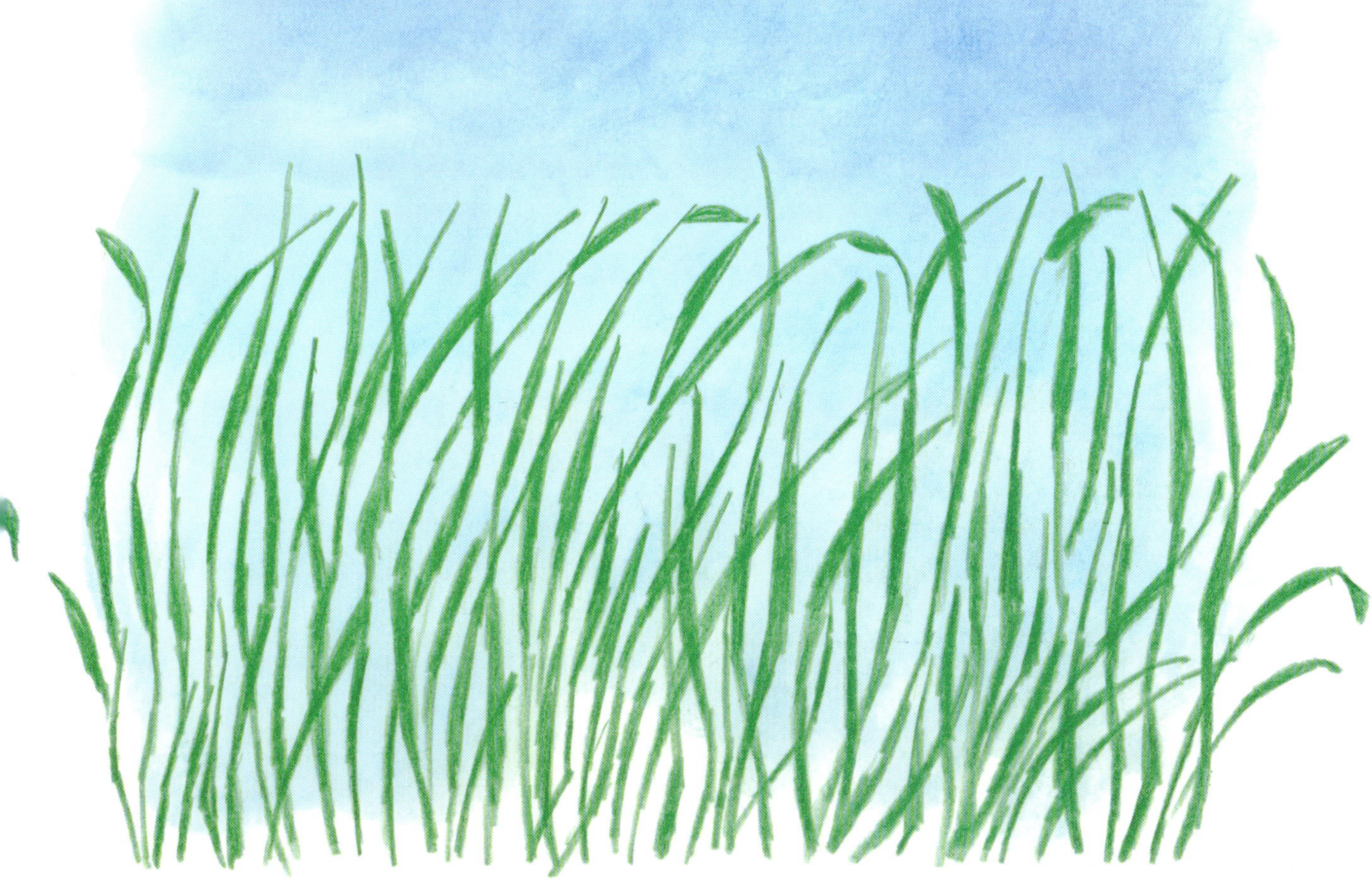

wie erfolglos Zitronensäure ein. Noch 1845 forderte die Angst vor dem Skorbut Opfer unter den Seefahrern. Eine luxuriös und mit neuester Technik ausgerüstete Expedition des Polarexperten Sir John Franklin verschwand spurlos im ewigen Eis. Erst 140 Jahre später wurde das Geheimnis um die beiden Schiffe gelüftet: Mit damals modernster Technik hatte man sich gegen Skorbut absichern wollen. Sauerkraut und andere Nahrungsmittel wurden erstmals in Dosen an Bord genommen. 8000 Lebensmittelkonserven, alle mit Bleinähten verschweißt – und zwar außen wie innen. Die Forscher zahlten für den Sieg über den Skorbut einen hohen Preis – und starben an einer Bleivergiftung.

Heute nutzen wir Vitamin C zur Unterstützung des Immunsystems. Die Analyse von 29 Studien zur Prävention und Behandlung von Erkältungen mit Vitamin C ergab: Besonders Personen, die häufig der Kälte ausgesetzt sind, und Sportler profitieren von einer regelmäßigen Supplementierung von Vitamin C und sind seltener „verschnupft".

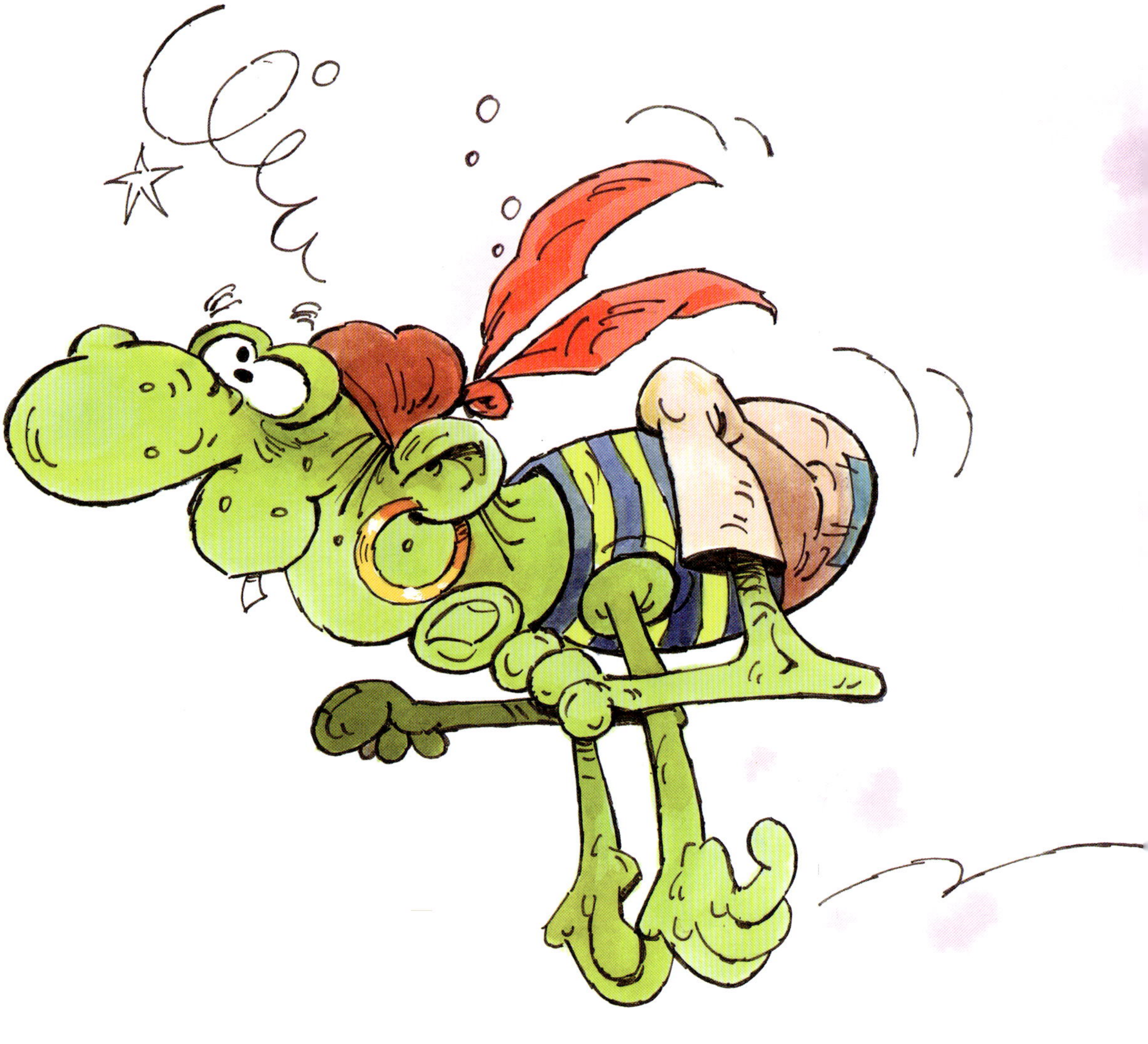

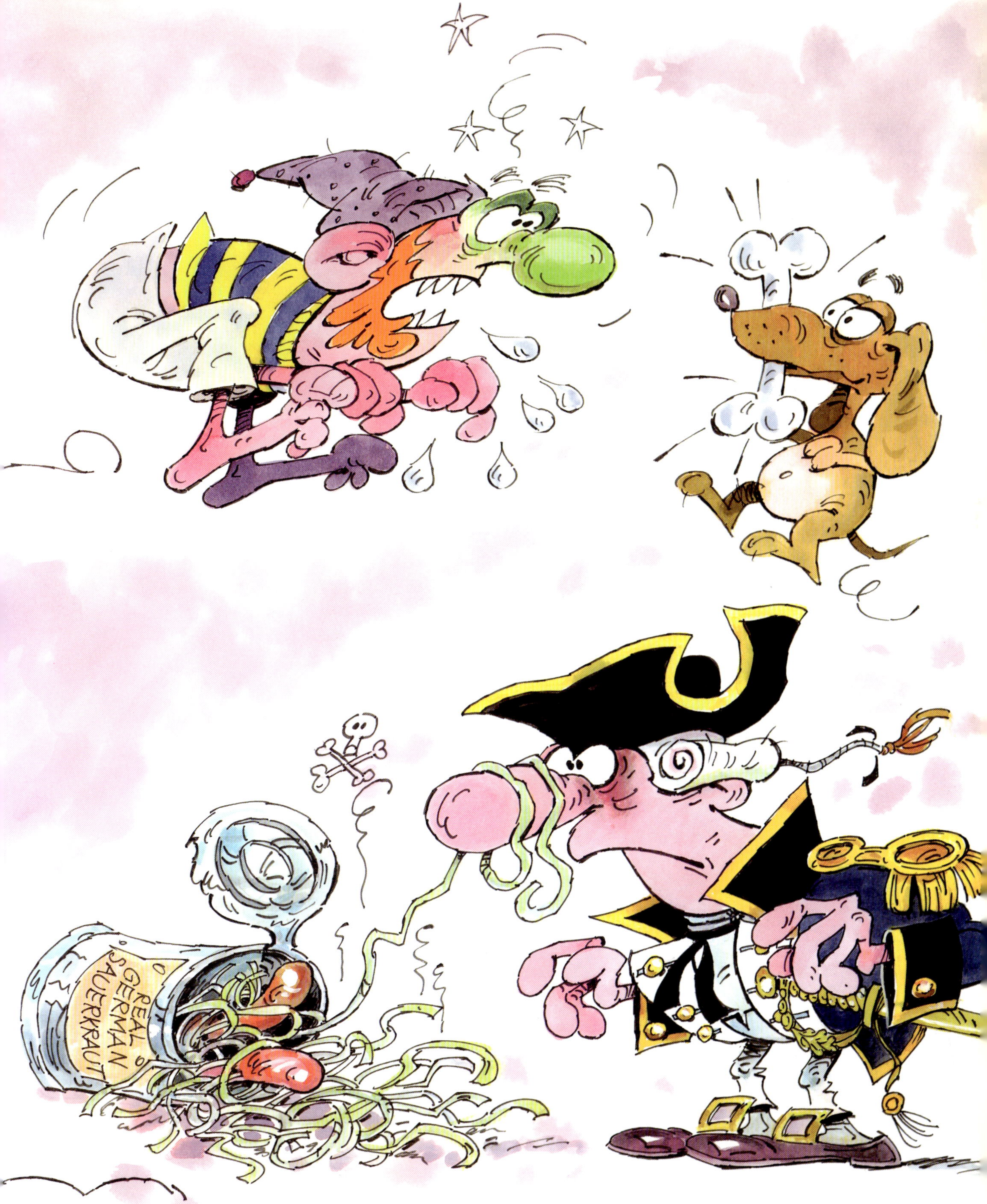
REAL GERMAN SAUERKRAUT

B-Vitamine

Technischer Fortschritt in der Verarbeitung von Nahrungsmitteln kann ein Rückschritt für die Gesundheit sein – das wissen wir nicht erst, seit Tütensuppen und Kartoffelchips unseren Speiseplan „bereichern". Als am Ende des 19. Jahrhunderts in China Maschinen zum Schälen von Reis eingeführt wurden, wollte man damit nur die Haltbarkeit des Grundnahrungsmittels erhöhen. Leider entfernten die Maschinen neben der harten Schale auch die vitaminreichen Randschichten der Reiskörner.

Zeitgleich wütete in Asien Beriberi, eine Seuche, die vor allem in den ärmeren Bevölkerungsschichten zahlreiche Todesopfer forderte. Die Krankheit zog Nerven und Muskeln in Mitleidenschaft und führte zu einer Art steifbeinigem „Schafsgang". Im schlimmsten Fall starben die Opfer an Atemstillstand oder Herzschwäche. Der junge niederländische Arzt Christiaan Eijkman wurde 1886 in die Kolonie Holländisch-Ostindien (heute Indonesien) geschickt, um die Ursache der Krankheit zu untersuchen.

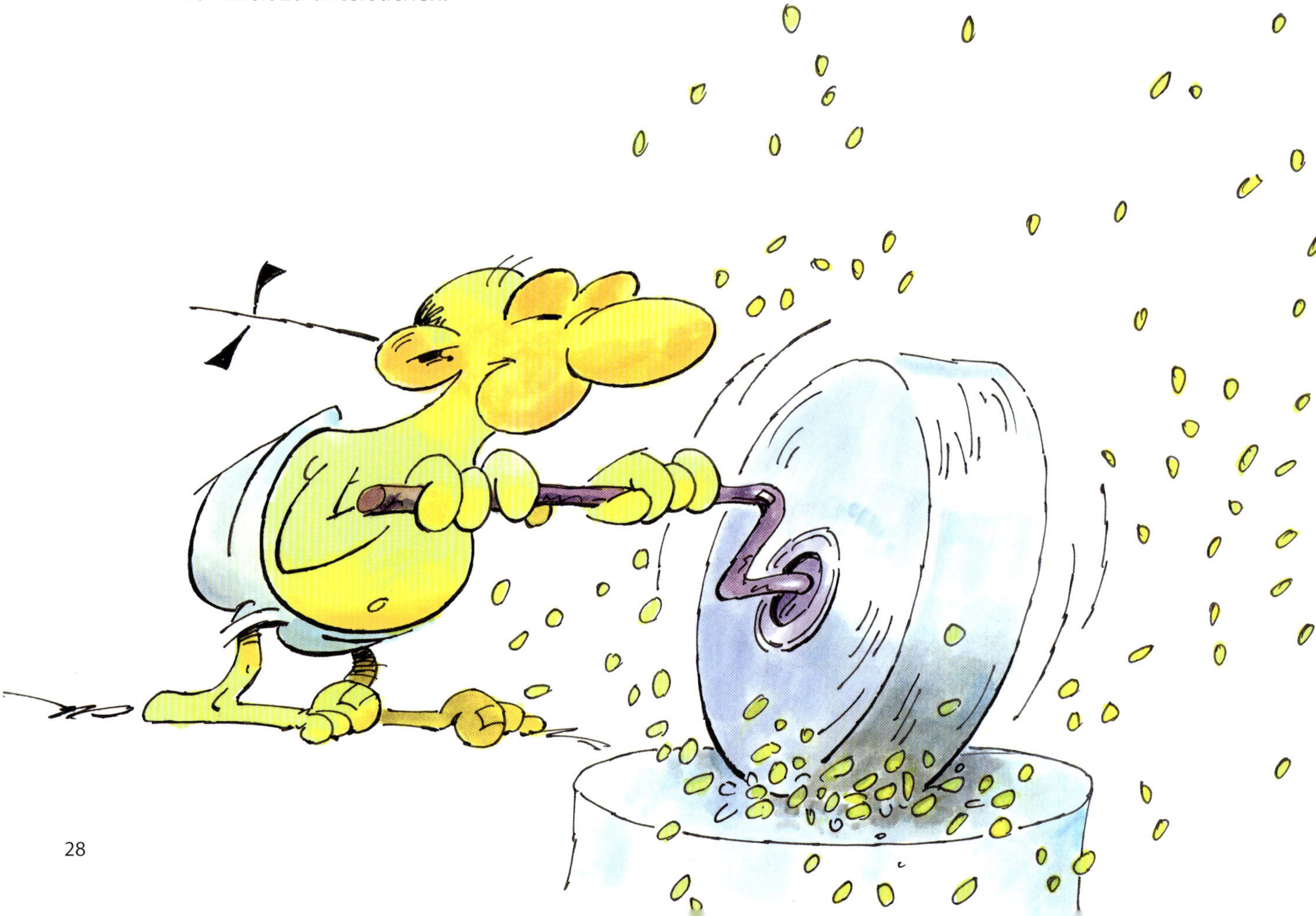

Eijkman war ein Schüler des Bakteriologen Robert Koch und fest davon überzeugt, dass Beriberi eine Infektionskrankheit sein müsse. Vergeblich suchte er nach dem Erreger. Diverse Hygienefeldzüge blieben ebenso erfolglos wie der Versuch, die Beriberi-Mikroben in mitgebrachten Hühnern zu kultivieren. Schließlich half ihm der Zufall in Hühnergestalt: Eijkman hoffte schon, die Tiere doch noch erfolgreich infiziert zu haben, als er Beriberi-Symptome an ihnen beobachtete. Aber bevor er das Phänomen richtig untersuchen konnte, war der Spuk schon wieder vorbei und die Tiere quietschfidel. Eijkman analysierte die Lebensumstände des Federviehs und stellte fest, dass ihr Speiseplan zunächst aus geschältem Reis aus Militärbeständen bestanden hatte. Ein neuer Koch missgönnte den Tieren jedoch dieses vermeintlich hochwertige Futter mit den Worten „kein militärischer Reis für zivile Hühner!" und gab ihnen fortan braunen Reis, worauf die Tiere genasen.

Das glückliche Geflügel hatte nach dieser Beobachtung als „Bazillen-Mutterschiffe" für Eijkmans Phantomerreger ausgedient. Stattdessen führte der Forscher jetzt gezielte Fütterungsexperimente durch, und siehe da: Nur Hühner, die ausschließlich polierten Reis bekamen, wurden krank. Jetzt war Eijkman so nah dran – und trödelte doch noch eine Weile auf dem Holzweg, bis er die Ursache für Beriberi erkannte.

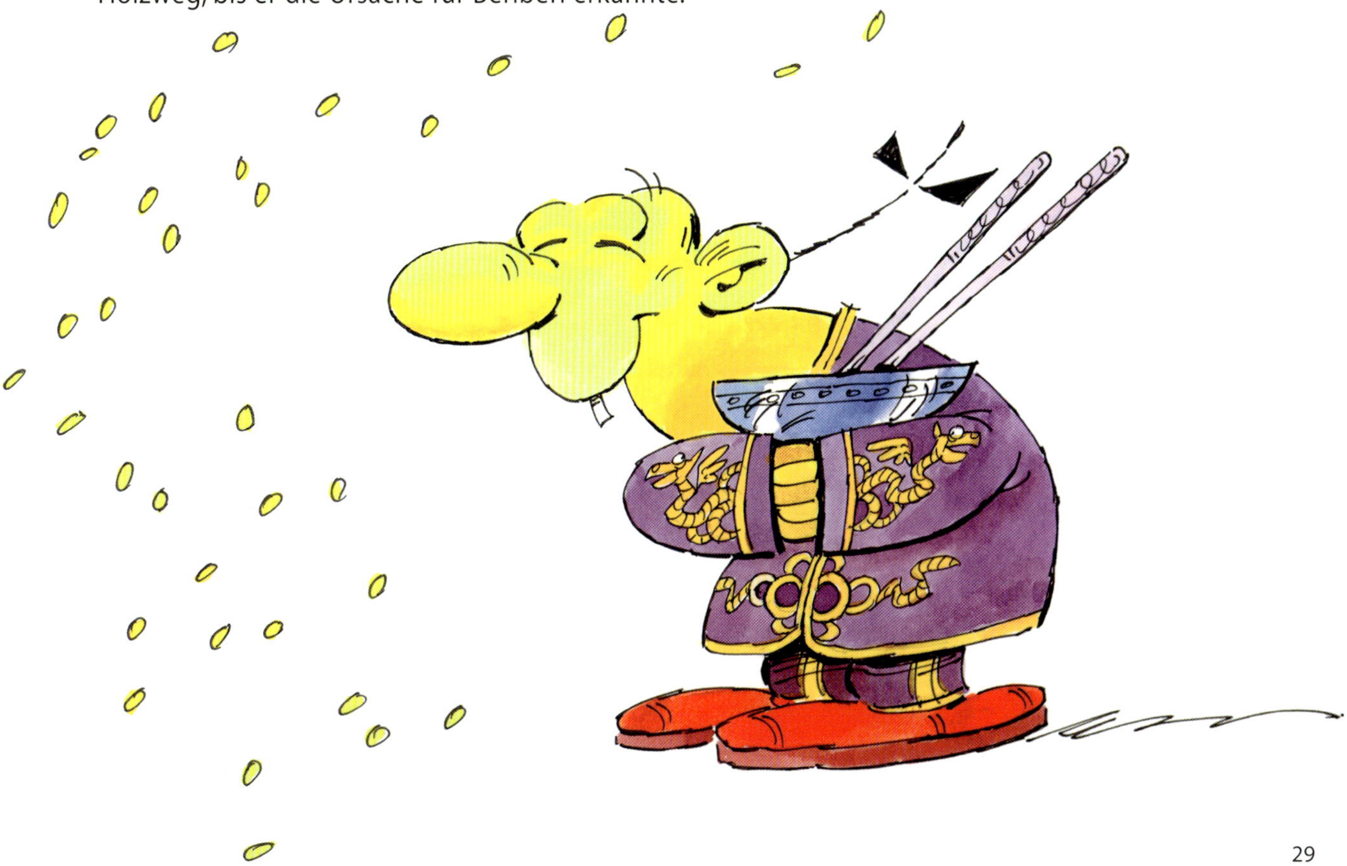

Der junge Arzt mutmaßte, ein Gift im Reiskorn habe die Tiere krank gemacht – und das Gegengift befände sich in der Schale. Diese Räuberpistole schien den meisten Wissenschaftskollegen allerdings zu weit hergeholt. Viel näher lag doch die Vermutung, dem geschälten Reis fehle etwas, das für die Hühnergesundheit unverzichtbar war. Der Brite Sir Frederick Gowland Hopkins formulierte schließlich die Hypothese, gewisse „Nahrungsmittelfaktoren" könnten der Schlüssel zur Überwindung von Mangelkrankheiten sein. Eijkman nannte den Nahrungsmittelfaktor zur Verhinderung von Beriberi „antineuritisches Vitamin" – und hatte damit das erste B-Vitamin beschrieben. 1929 teilten sich Hopkins und Eijkman den Medizin-Nobelpreis für diese Erkenntnis.

Erst später entpuppten sich die beschriebenen B-Vitamine als eine große Vitamin-Familie mit ganz unterschiedlichen Mitgliedern. Über ihren Namen hinaus verbindet sie allerdings nur eines: Sie sind alle wasserlöslich. Die verschiedenen Vitamine des B-Komplexes waren noch viele Jahre ein beliebtes Forschungsobjekt. Zwischen 1925 und 1940 bemühten sich weltweit über 20 Gruppen ehrgeiziger Wissenschaftler, Substanzen mit Vitamincharakter zu isolieren. Als mögliche Vitaminquelle untersuchten sie alles, was ihnen in die Finger kam: Obst, Gemüse, Leber und Hefe, aber auch Kuriositäten wie Schmetterlingsflügel. Ein regelrechter Wettkampf um wissenschaftliche Meriten entbrannte, denn es gab viel zu gewinnen: Allein sieben Nobelpreise rund um die Erforschung der B-Vitamine zeigen, wie hoch man die Bedeutung der Vitaminforschung ansetzte.

Thiamin

Das erste beschriebene Vitamin war Eijkmans Nahrungsmittelfaktor zur Verhinderung von Beriberi, das Vitamin B_1 oder Thiamin. Es wird auch als Nervenvitamin bezeichnet, weil es am Energiestoffwechsel der Nervenzellen und der Übertragung von Nervenimpulsen beteiligt ist.

Aufgrund seiner wichtigen Rolle im Kohlenhydratstoffwechsel kann Thiamin die Entstehung von „advanced glycation end-products" (AGEs) bei Diabetes mildern. AGEs entstehen, wenn Zucker mit Proteinen reagiert, und tragen zur Schädigung von Gefäßen bei. Diese Gefäßschädigungen sind die Ursache für Diabetes-Folgeerkrankungen.

Thiamin ist in Hefe, aber auch in (Vollkorn-)Getreide und Schweinefleisch enthalten.

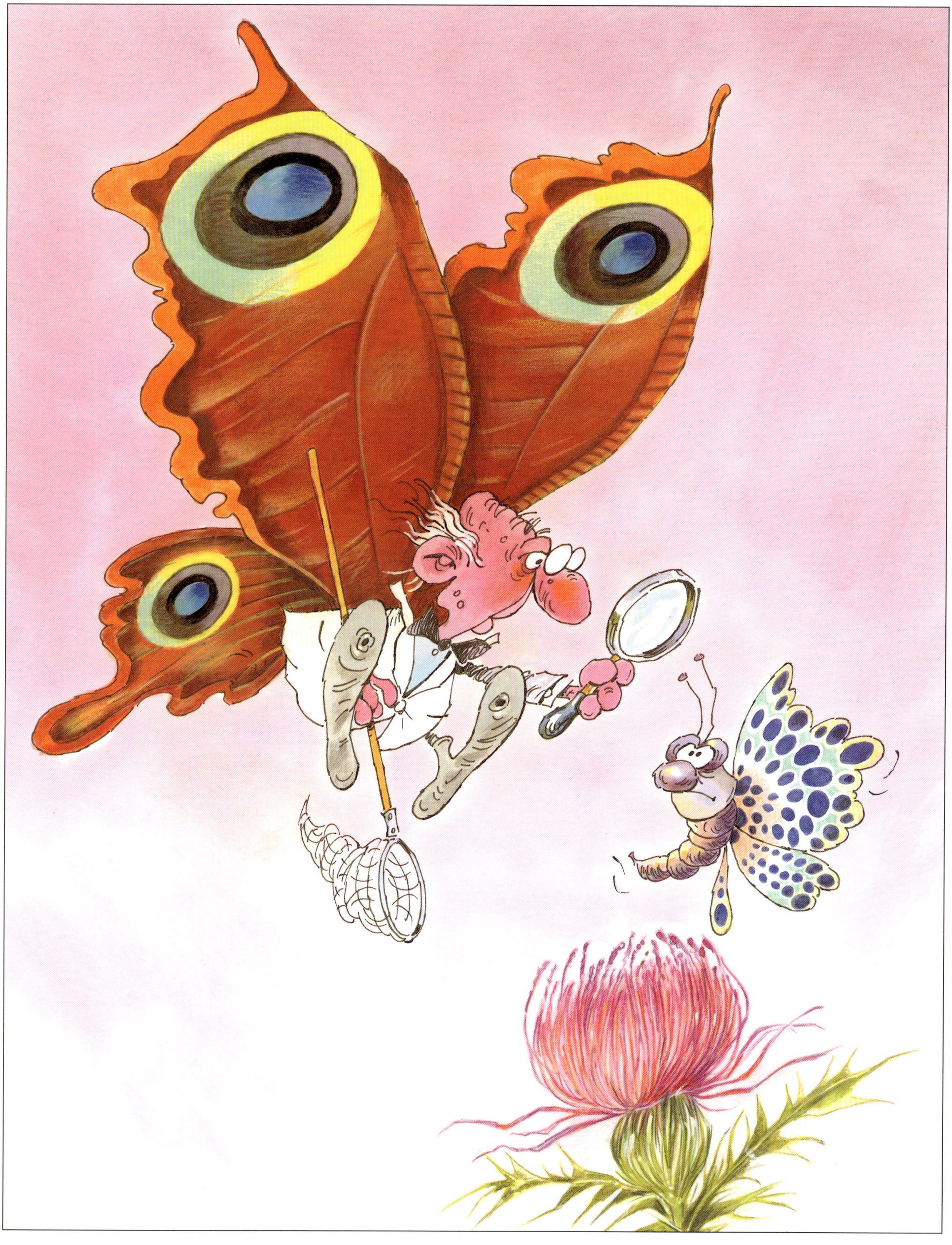

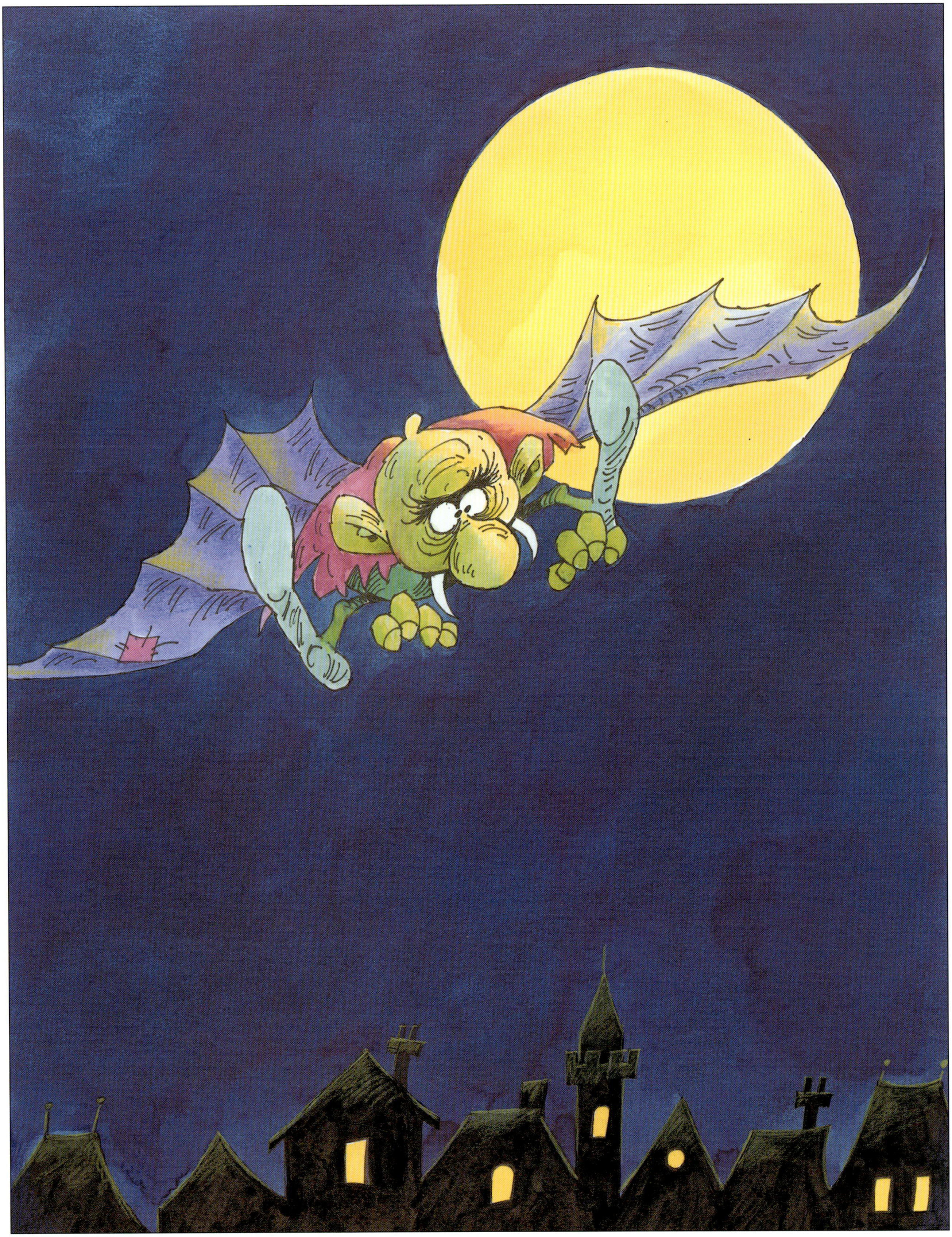

Niacin

Wahrscheinlich verdanken Graf Dracula und seine Verwandtschaft diesem B-Vitamin ihre mythologische Geburt: Als um 1700 Vampirlegenden entstanden, breitete sich gerade eine unheimliche Krankheit in Europa aus. Ihre Opfer wurden extrem empfindlich gegenüber Sonnenlicht, kämpften nachts mit Schlaflosigkeit oder wurden aggressiv, später zunehmend verwirrt. Niemand konnte damals ahnen, dass die unheimliche Wandlung freundlicher Mitmenschen zu lichtscheuen „Vampirwesen" eine ganz banale Ursache hatte: Niacin-Mangel. Und wie so oft füllte die Phantasie schillernd die Erklärungslücken.

Realistischere Zeitgenossen wiesen allerdings schon um 1735 auf den Zusammenhang zwischen dem Erscheinen der unheimlichen Krankheit Pellagra und der Verbreitung von Mais als Grundnahrungsmittel hin. Kolumbus hatte das neue, ertragreiche Getreide aus der Neuen Welt nach Spanien gebracht, von wo es sich über Europa bis nach Nordafrika, den Nahen Osten, Indien und China ausbreitete. Mais war billig und haltbar und avancierte daher zum Hauptnahrungsmittel ärmerer Bevölkerungsschichten, vor allem auf dem Land. Der Erfolgsgeschichte des Mais als Mittel gegen den Hunger folgte die Pellagra auf dem Fuß. „Pelle agra" (ital. pelle: Haut; agra: herb, sauer) war durch die drei Ds gekennzeichnet – Dermatitis, Durchfall und Demenz. Unbehandelt führte sie meist nach vier bis fünf Jahren zum Tod. Pellagra wurde als eine Vergiftung durch Mais-Toxine, eine spezielle Form der Lepra, eine Erbkrankheit oder Infektion missverstanden, bis ihre wahre Ursache aufgeklärt werden konnte.

Erst als die „Vitaminhypothese" zu Beginn des 20. Jahrhunderts ein neues Kapitel der Medizingeschichte einleitete, fanden verschiedene Mangelkrankheiten eine wissenschaftliche Erklärung – darunter auch Pellagra. Eine Ernährung, die fast ausschließlich auf Maismehl basierte, lieferte offensichtlich nicht ausreichend Niacin, so dass Pellagra-Symptome entstanden.

Das war noch einfach zu verstehen. Seltsamerweise war Pellagra aber in den Ursprungsländern des Mais unbekannt, obwohl sich z.B. in Mexiko breite Bevölkerungsschichten fast ausschließlich von Maismehl ernährten. Diese Kopfnuss knackten die Forscher erst in den 70er Jahren des 20. Jahrhunderts: Seit Azteken und Mayas die Kultivierung von Mais betrieben, wurde das Korn vor der Verarbeitung in Kalkwasser eingeweicht und damit alkalisiert. Diese Form der Zubereitung wurde von Generation zu Generation überliefert, und noch heute stellt man in Mexiko und Mittelamerika den Maisteig auf diese althergebrachte Weise her. Die Kolonialherren von einst verschifften zwar den Mais nach Europa, die traditionelle Zubereitungsart erschien ihnen aber unwichtig. Diese Ignoranz rächte sich bitter, denn sie kostete weltweit unzähligen Pellagra-Opfern Gesundheit und Leben. Das Kalken des Mais setzt nämlich das gebundene Niacin und die Aminosäure Tryptophan frei, aus der Niacin gebildet wird. Die richtige Verarbeitung der Maiskörner hätte auch die Menschen der Alten Welt zuverlässig vor der Mangelkrankheit Pellagra geschützt.

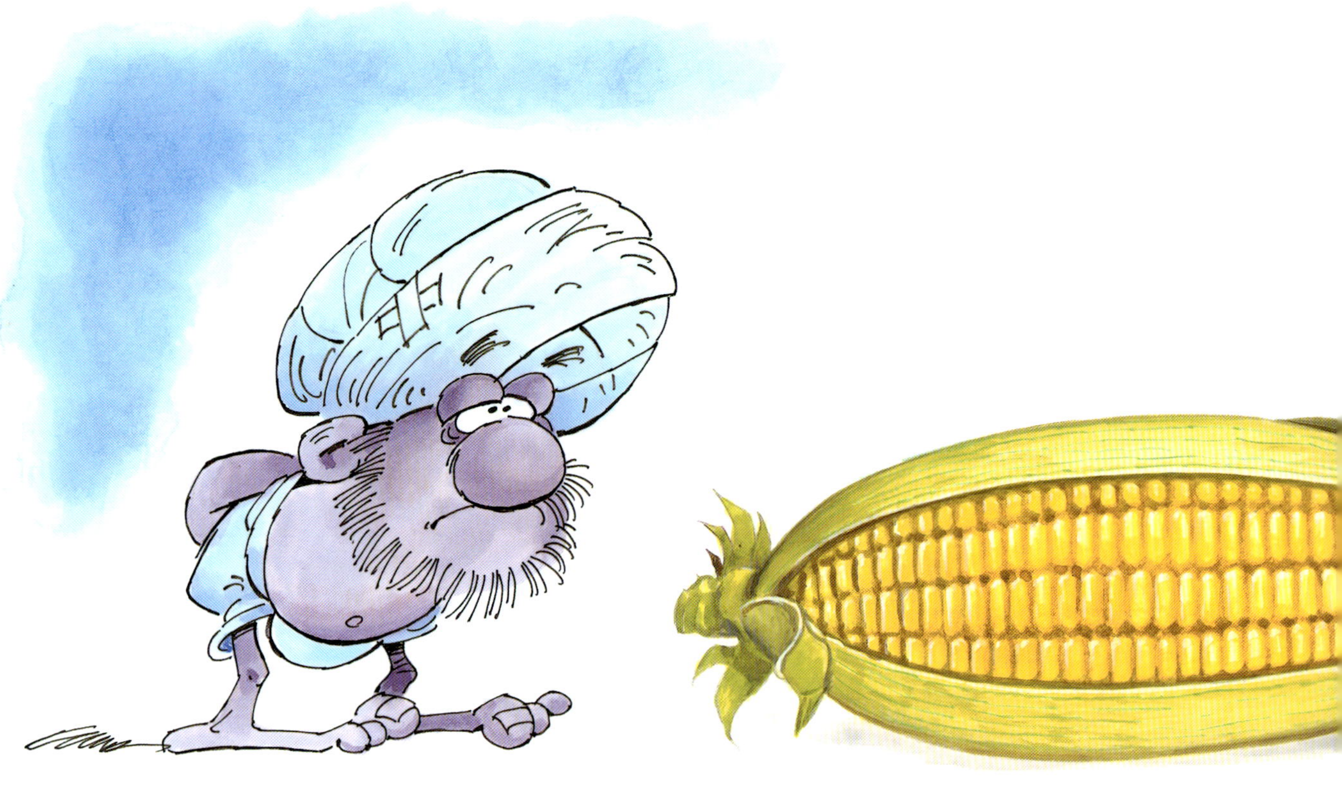

„Hinterher ist man immer schlauer", würden sich Kolumbus und die Konquistadoren vielleicht verteidigen. In der Tat wissen wir heute deutlich mehr über Niacin und seine Aufgaben im menschlichen Stoffwechsel, als sich vor fast 500 Jahren auch nur ahnen ließ: Niacin hilft bei der Kollagen- und Pigmentbildung und steuert den Feuchtigkeitshaushalt der oberen Hautschichten. Das erklärt die schuppigen Hautveränderungen bei Niacin-Mangel. Darüber hinaus ist Niacin als „Treibstoff für die Nervenzellen" bekannt, denn es ist an der Bildung bestimmter Neurotransmitter wie Adrenalin beteiligt.

Derzeit wird erforscht, ob Niacin auch einen Einfluss auf die Entstehung der Arteriosklerose hat, denn Niacin beeinflusst die Blutfettwerte. Besonders interessant für die Forscher war die kürzlich entdeckte Tatsache, dass Niacin nicht nur allgemein cholesterinsenkend wirkt, sondern darüber hinaus auch das Verhältnis verschiedener Cholesterin-Klassen verändert. Es sieht so aus, als ob Niacin in höheren Dosierungen insgesamt einen positiven Einfluss auf die Blutfettwerte hat.

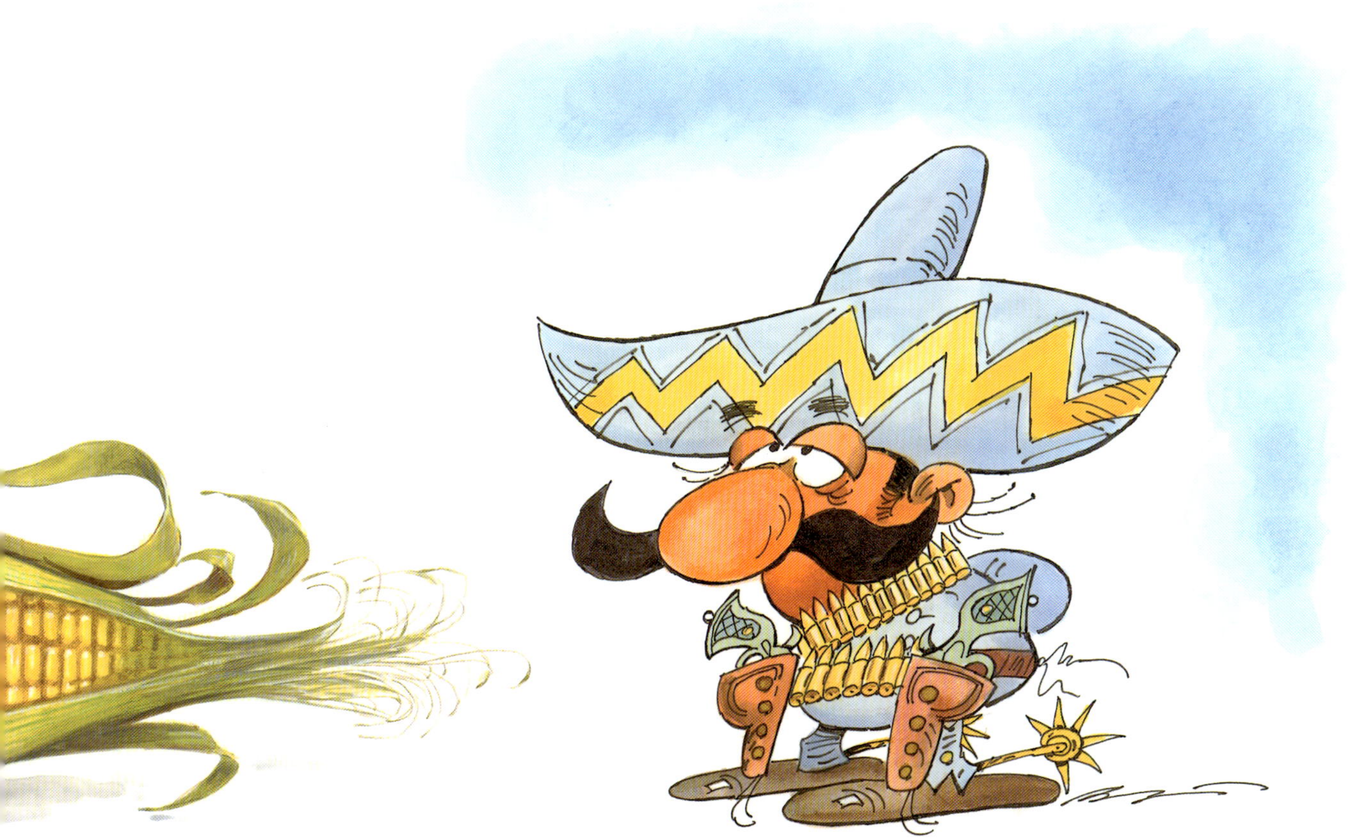

Vitamin B_2

Dieses Vitamin hat viele Namen: Sein voller Name lautet Riboflavin, früher auch Lactoflavin, weil die erste Isolation größerer Mengen Vitamin B_2 aus Milch gelang. „Flavus" ist lateinisch und bedeutet gelb, ein passender Name, denn Riboflavin wird unter dem Pseudonym „E106" auch als gelber Farbstoff vielen Lebensmitteln und Fertigprodukten zugesetzt.

Im Rahmen des wissenschaftlichen Wettlaufs um die Entdeckung neuer Vitamine im ersten Drittel des letzten Jahrhunderts wurde Vitamin B_2 1933 von den Wissenschaftlern Albert von Szent-Györgyi Nagyrapolt, Kuhn und Wagner-Tauregg aus Leber und Hefe, später auch aus Eiern isoliert. Um größere Mengen des Vitamins zu erhalten, verwendeten sie Molke.
Es sollen angeblich etwa 100 000 Liter nötig gewesen sein, um 12 Gramm kristallines Vitamin B_2 zu gewinnen.

Biochemie-Experten wissen, dass Riboflavin zur Bildung der Coenzyme FMN (Flavin-Mononucleotid) und FAD (Flavin-Adenindinucleotid) benötigt wird. Diese sind als so genannte „prosthetische Gruppen" an bestimmte Enzyme der Atmungskette gebunden und damit unverzichtbar für die Energiegewinnung. Darüber hinaus erhält es beispielsweise die Schutzschicht, die unsere Nervenbahnen isoliert.

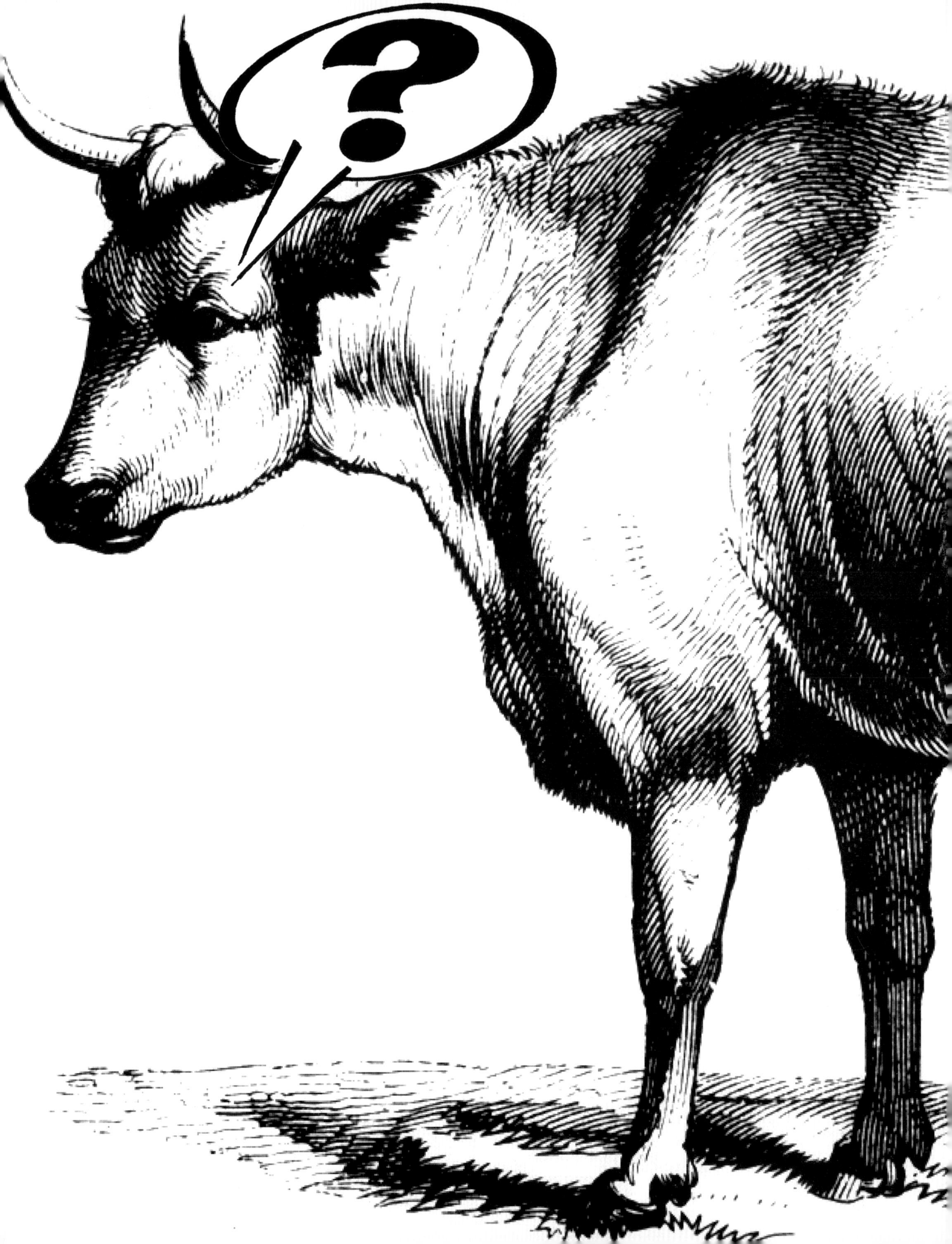

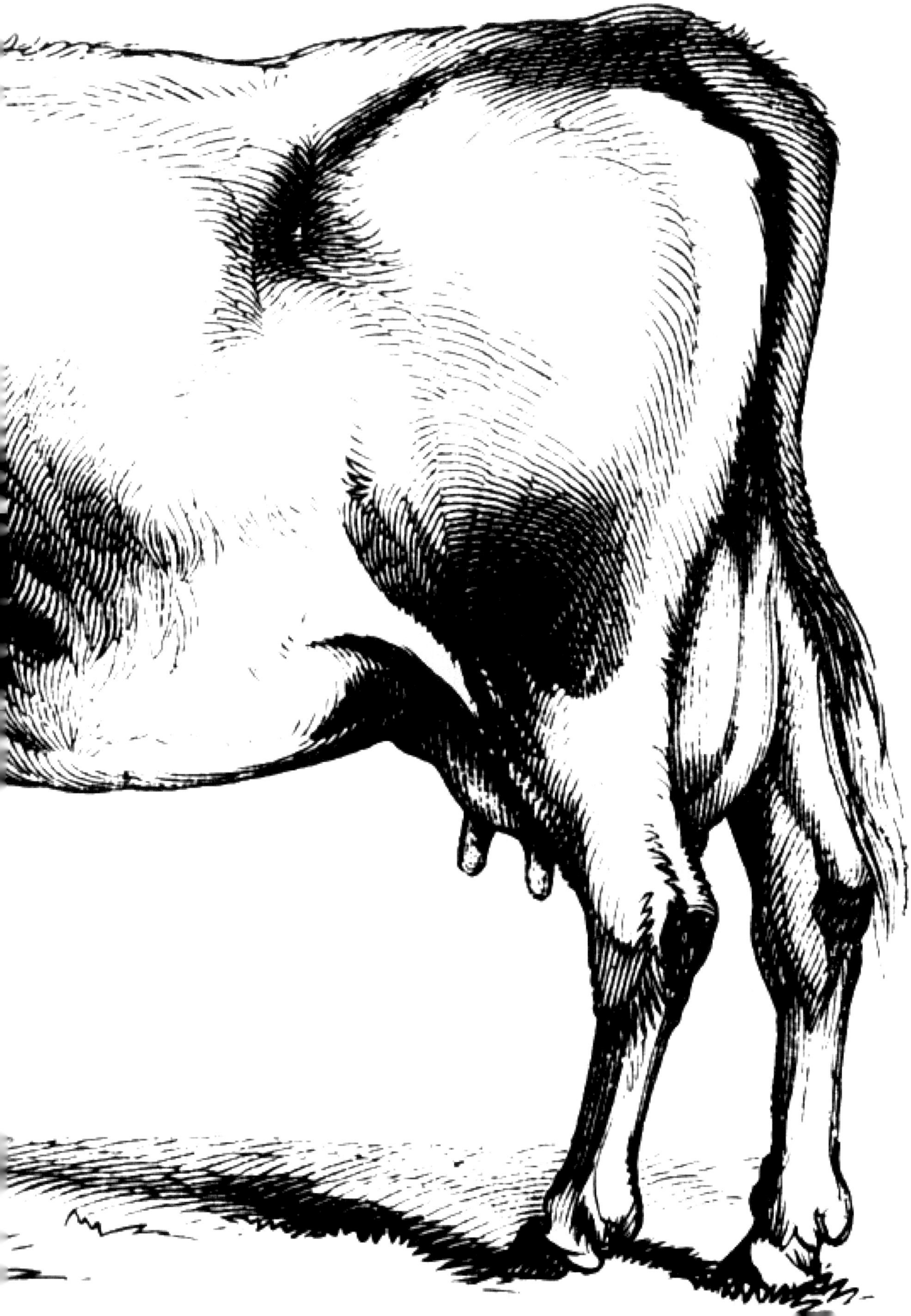

Ein stark ausgeprägter Riboflavin-Mangel zeigt sich übrigens auf der Zunge: Sie verfärbt sich zunächst magentafarben und bekommt später ein unregelmäßig-fleckiges Muster, das die Experten auch als Landkartenzunge bezeichnen.

Fast alle Lebensmittel enthalten Riboflavin, aber es ist extrem lichtscheu: Milch in Glasflaschen verliert beispielsweise bis zu 85 Prozent seines Vitamin-B_2-Gehalts. Erfreulich standhaft zeigt sich das Vitamin allerdings gegenüber Hitze.

Riboflavin ist wie alle Vitamine in kleinen Mengen unverzichtbar, um den Körper gesund zu halten. In höheren Dosierungen könnte es in Zukunft den zahlreichen Opfern regelmäßiger Migräneattacken helfen. Die Entstehung der Migräneschmerzen ist noch nicht geklärt, aber man verdächtigt unter anderem Teile der mitochondrialen Atmungskette in den Gehirnzellen. An dieser Stelle arbeiten auch die Coenzyme FMN und FAD – was Anlass zu der Hypothese gab, Riboflavin könnte das Auftreten der Migräne beeinflussen. Neue Studien zeigen tatsächlich, dass Riboflavin in pharmakologischer Dosis die Häufigkeit von Migräneanfällen vermindern kann.

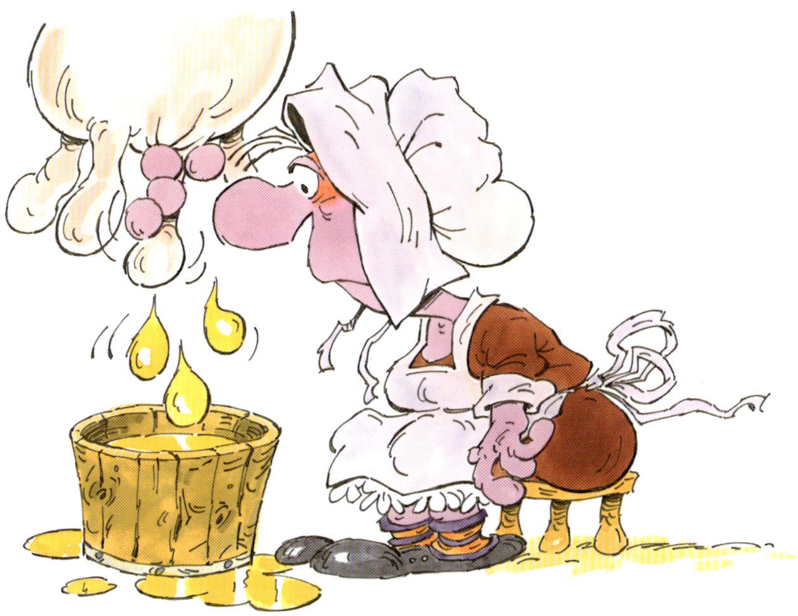

Vitamin B_6

„Schuppige Haut" dürfte bei behaarten Ratten schwerer zu diagnostizieren sein als bei nackten Menschen. Der deutsche Arzt Paul György sah sich seine Laborratten 1934 offenbar sehr genau an und beschrieb im Rahmen seiner Fütterungsversuche eine „Pellagra-ähnliche" Dermatitis. Die Substanz, deren Fehlen zu dieser Mangelerscheinung führte, nannte er in Anlehnung an die Symptome „Adermin" und hatte ein weiteres Vitamin der B-Familie gefunden. Wenige Jahre später wurde die Substanz isoliert, ihre Struktur beschrieben und ihr Name in „Pyridoxin" geändert. Heute kennen wir Pyridoxin als Vitamin B_6.

Vitamin B_6 ist in jeder Körperzelle an unzähligen Prozessen beteiligt, besonders im Stoffwechsel von Aminosäuren und Proteinen. Bei mehr als 100 Reaktionen ist es als Cofaktor unverzichtbar.

Vitamin-B_6-Mangel führt nicht nur zu Hautveränderungen, sondern auch zu Übererregbarkeit und Krämpfen. Besonders charakteristisch ist allerdings die Blutbildveränderung bei schwerem Mangel: Weil die Eisenverwertung gestört wird, bilden sich Eisenablagerungen rund um die Erythrozyten, die roten Blutkörperchen. Eine solche „sideroblastische Anämie" kann ein Leukämie-Vorläufer sein – oder eben die Folge eines Vitamin-B_6-Mangels. Pyridoxin kommt in vielen unserer Nahrungsmittel vor, z.B. in Leber, Vollkornprodukten, Nüssen, Hefe oder Bananen.

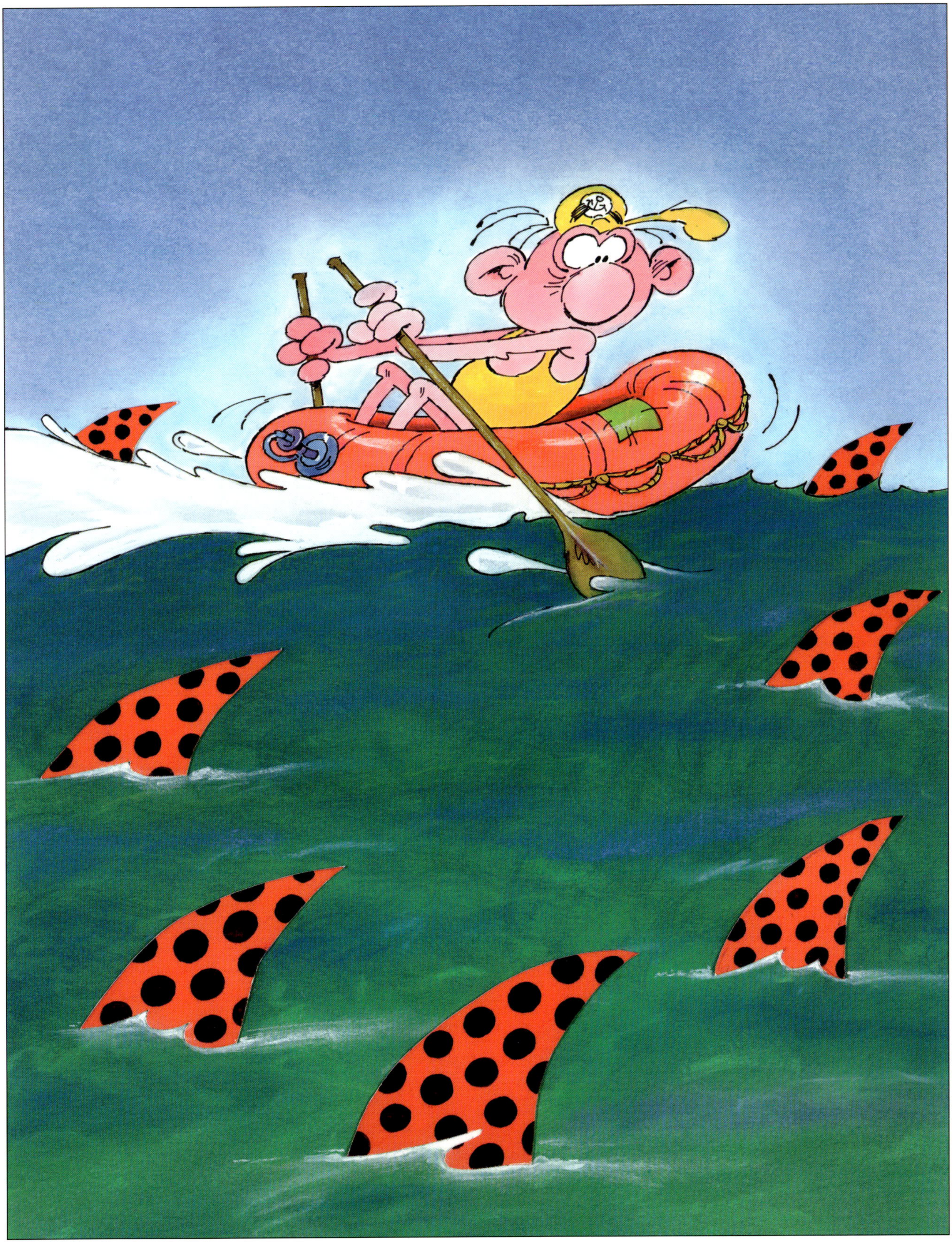

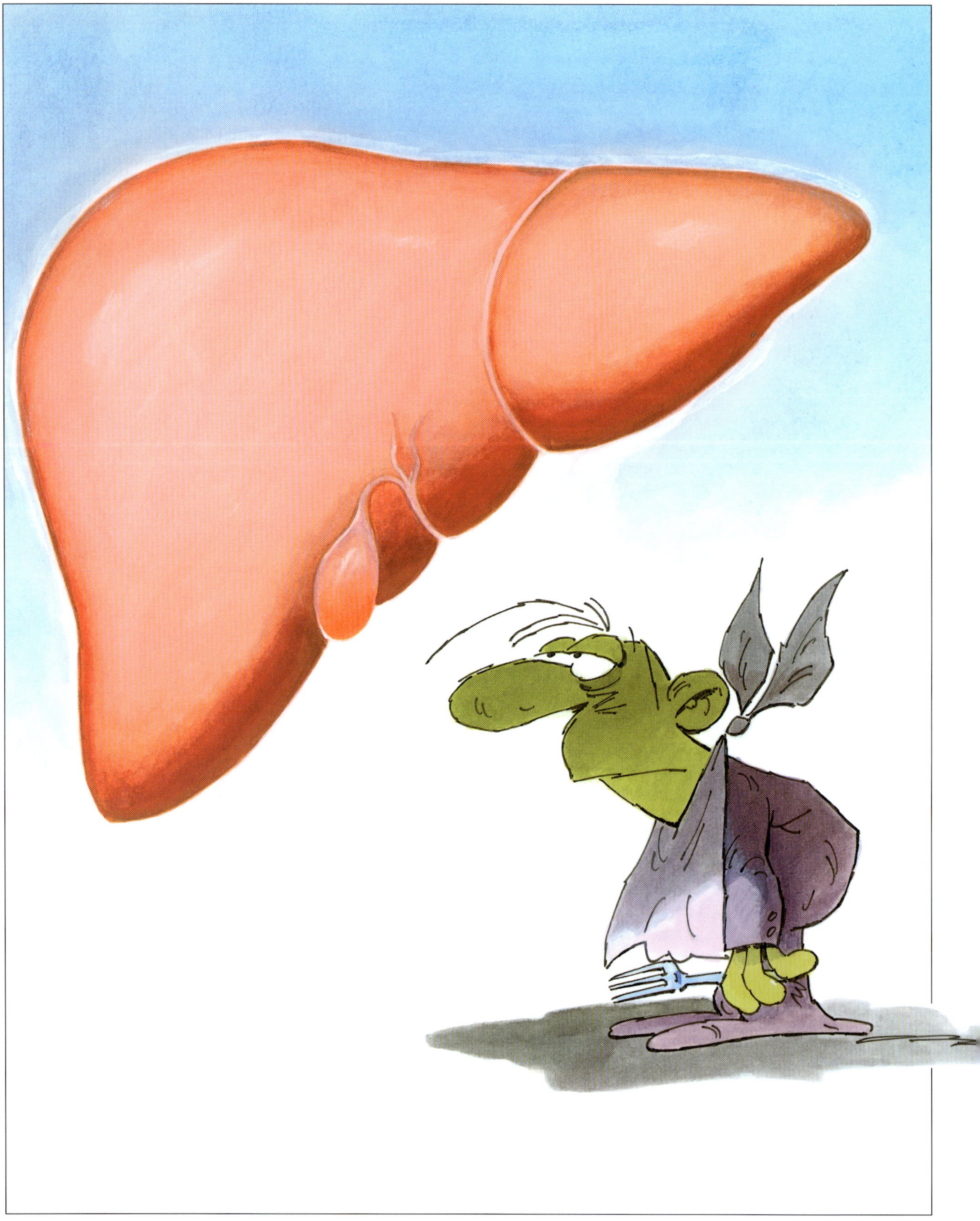

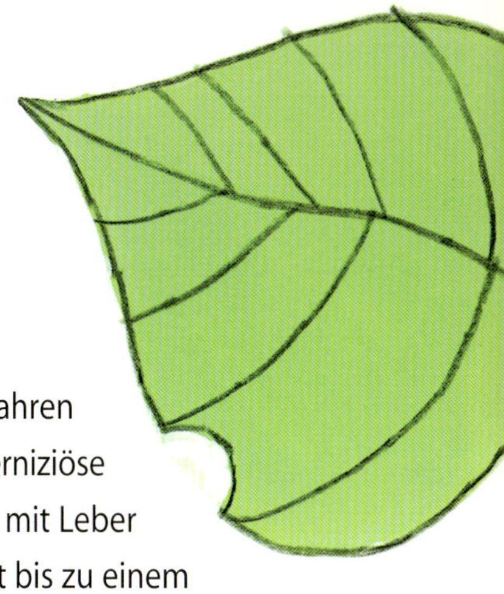

Vitamin B_{12}

Mehr oder weniger durch Zufall stolperten einige Forscher in den 20er Jahren des letzten Jahrhunderts über eine Therapie für die bis dato meist tödliche perniziöse Anämie. Einige Versuchshunde mit dem entsprechenden Krankheitsbild waren mit Leber gefüttert worden – und wurden gesund. Fortan wurden Perniziosa-Kranke mit bis zu einem Pfund roher Leber pro Woche behandelt – eine Therapie, die die Patienten wohl nur im Angesicht ihres drohenden Todes durchhielten. Im Jahr 1934 erhielten die Amerikaner George Hoyt Whipple, George Richards Minot und William Parry Murphy den Medizin-Nobelpreis für ihre „Lebertherapie gegen Anämie."

Wieso die Lebertherapie überhaupt funktionierte, verstanden die Forscher erst später: Perniziosa-Kranke konnten kein Vitamin B_{12} aus der Nahrung aufnehmen. „Cobalamin", so der Sammelbegriff für vier verschiedene Vitamin-B_{12}-Verbindungen, wird nämlich aktiv in die Blutbahn geschleust. Das Vitamin wird im Dünndarm enzymatisch freigesetzt und anschließend an ein Transportprotein (Intrinsic-Faktor) gebunden. Funktioniert dieser Transport nicht, entwickelt sich ein Vitamin-B_{12}-Mangel, der nicht nur das Blutbild verändert, sondern auch mentale, neurologische und gastrointestinale Störungen hervorrufen kann. Wird Vitamin B_{12} dagegen in sehr großen Mengen zugeführt, kann es auch ohne Transportprotein durch den Dünndarm aufgenommen werden. Darum war die Lebertherapie eine zwar eklige, aber wirksame Behandlung und nebenbei ein seltener Fall, bei dem „Viel" auch „viel hilft".

Viele Menschen haben Probleme mit der Vitamin-B_{12}-Aufnahme, z.B. Patienten mit Gastritis und AIDS. Strenge Veganer setzen sich dem Vitamin-B_{12}-Mangel ganz freiwillig aus, denn Cobalamin ist nur in tierischen Produkten enthalten. Ein ernährungsbedingter Mangel tritt nur schleichend ein, denn Vitamin B_{12} wird als einziges wasserlösliches

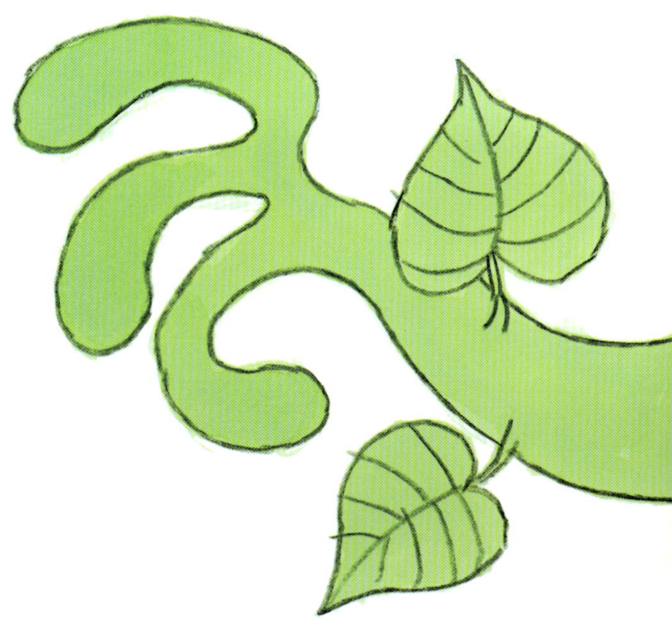

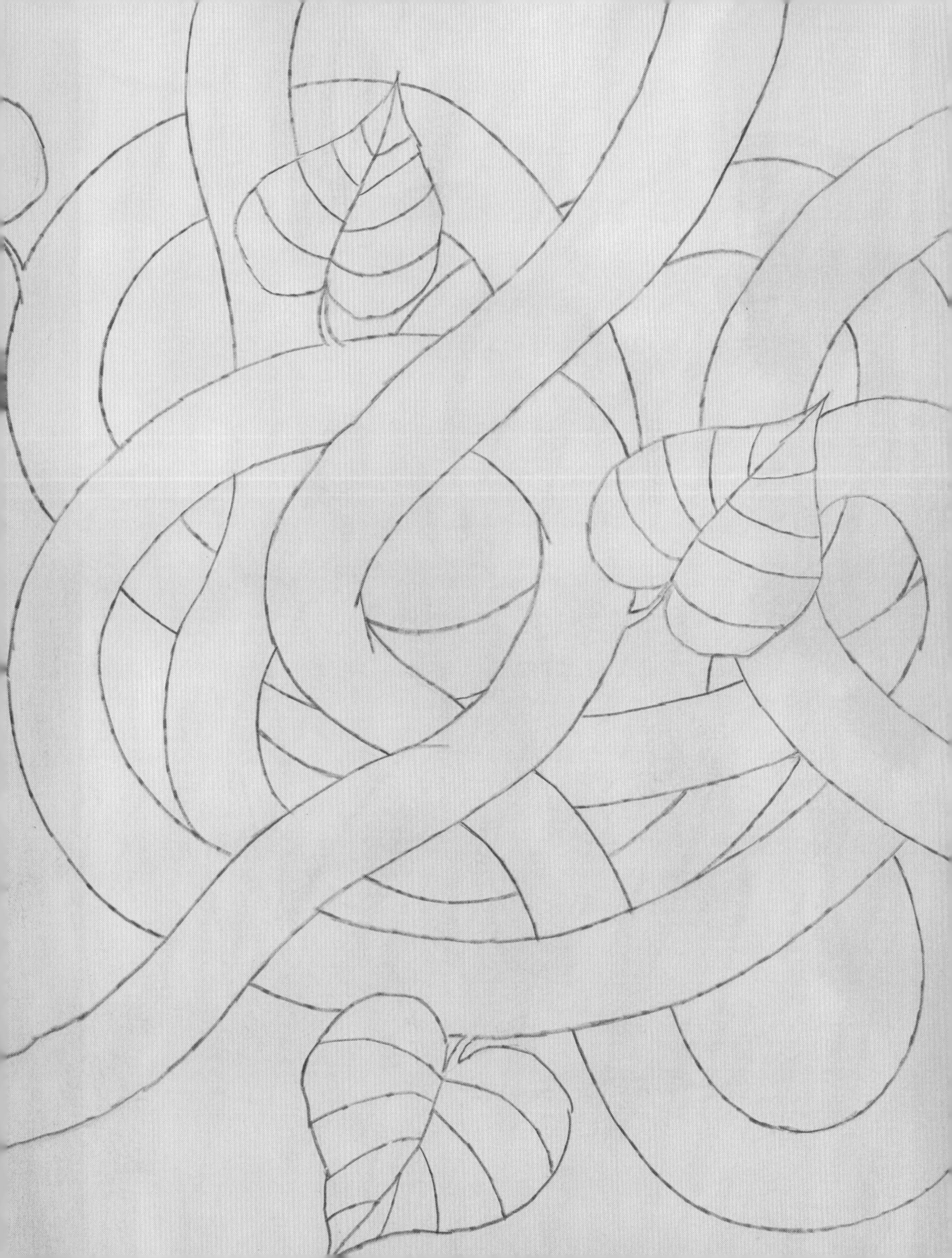

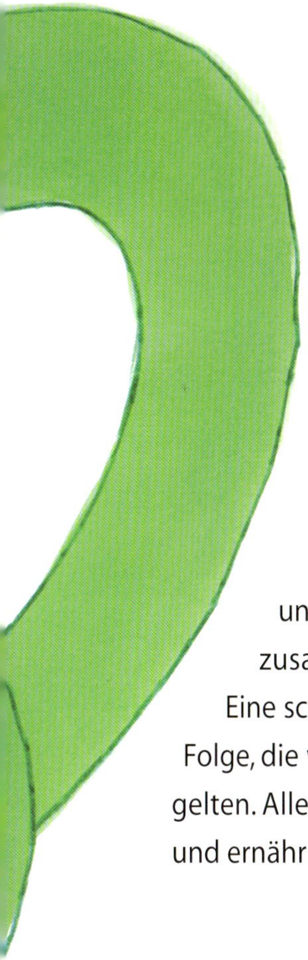

Vitamin sehr lange gespeichert. Bis zu zwölf Jahre sichern die Vorräte eines gesunden Erwachsenen eine Mindestversorgung. Glücklicherweise konnte das Vitamin 1947 isoliert werden, so dass heute kein Patient mehr seine kulinarischen Vorlieben zugunsten roher Innereien aufgeben muss. Inzwischen haben in der Industrie Mikroorganismen die Vitamin-B_{12}-Produktion übernommen, denn die Isolierung aus Leber erwies sich als wenig effektiv: Bis zu 4000 Kilogramm Leber wurden anfangs verbraucht, um ein einziges Gramm Vitamin herzustellen.

Vitamin B_{12} ist also zur Blutbildung, aber auch beim Aufbau des Nervensystems und der DNA-Synthese unverzichtbar. Neuere Untersuchungen zeigen, dass Vitamin B_{12} zusammen mit Folsäure und Vitamin B_6 am Abbau von Homocystein beteiligt ist. Eine schlechte Versorgung mit dem Vitamin hat erhöhte Homocysteinspiegel im Blut zur Folge, die wiederum als Risikofaktor für Herz-Kreislauf- und neurodegenerative Erkrankungen gelten. Alles deutet darauf hin, dass Vitamin B_{12} noch eine große Karriere in der Vorbeugung und ernährungsmedizinischen Behandlung dieser Krankheiten machen wird.

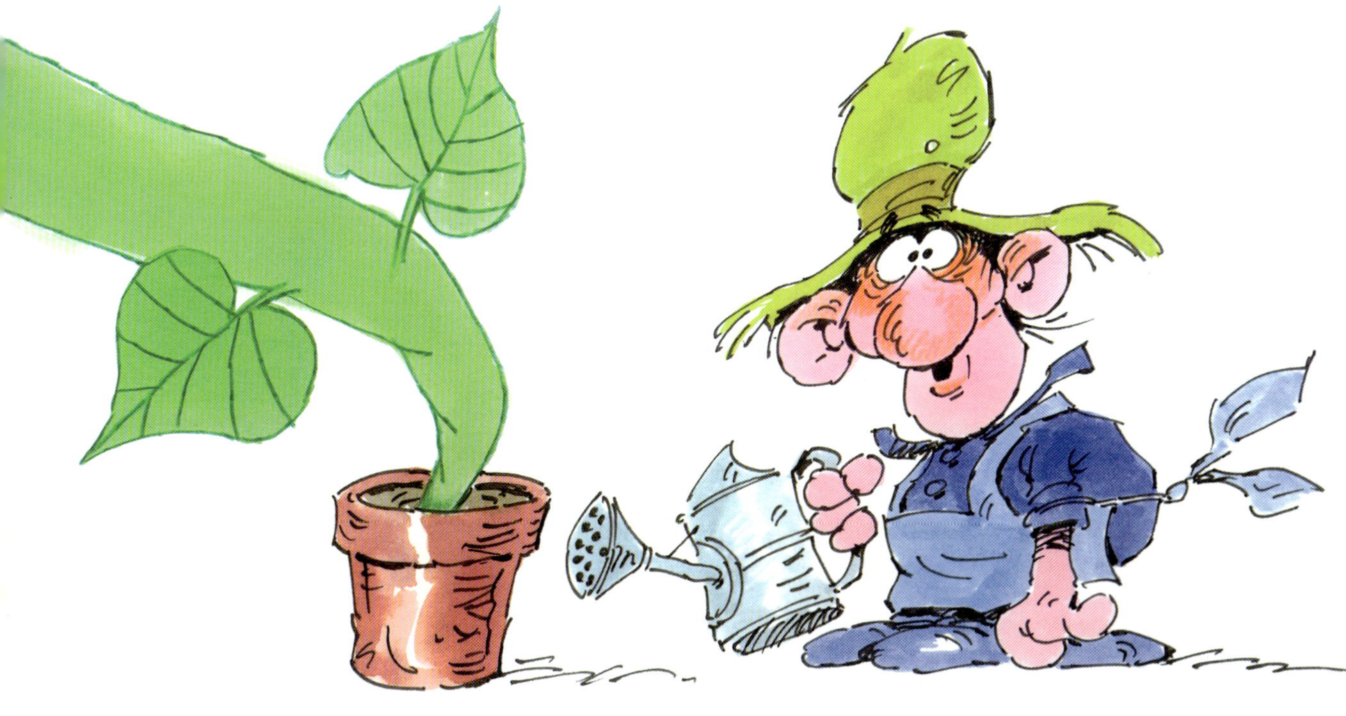

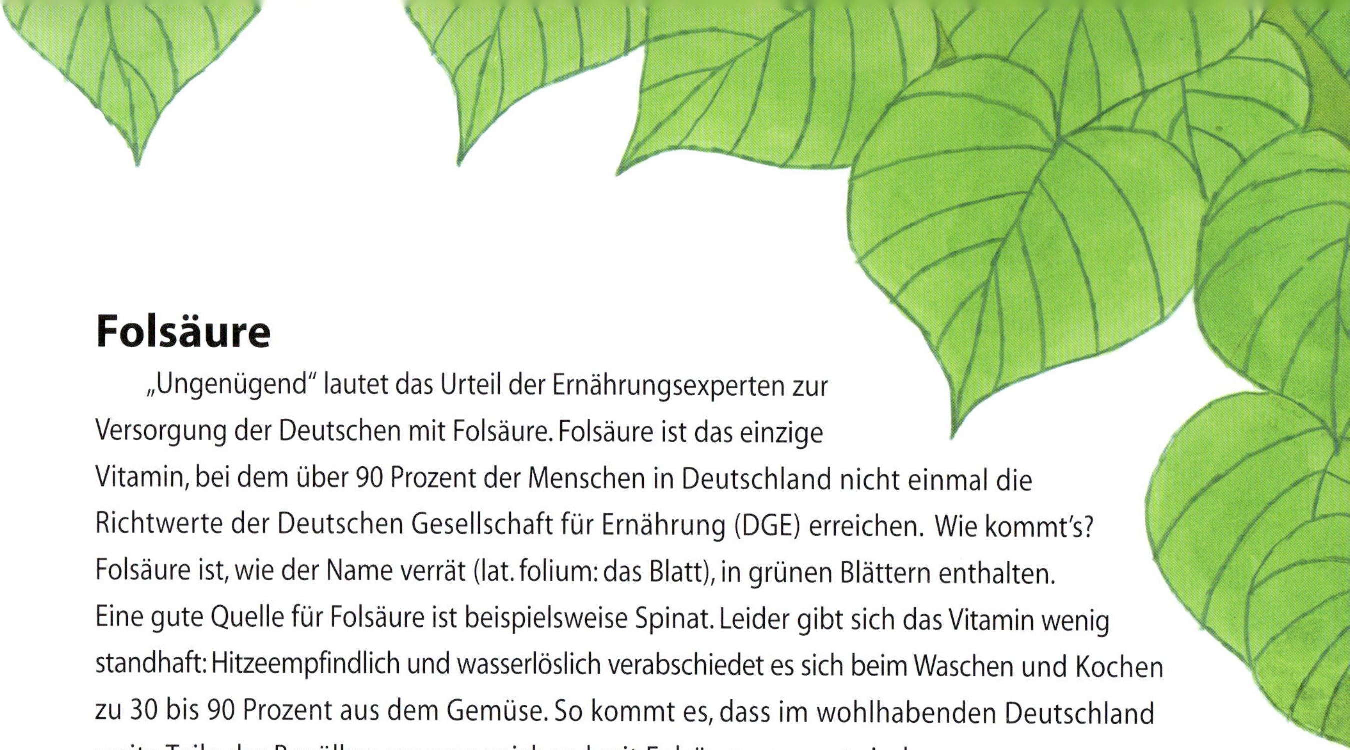

Folsäure

„Ungenügend" lautet das Urteil der Ernährungsexperten zur Versorgung der Deutschen mit Folsäure. Folsäure ist das einzige Vitamin, bei dem über 90 Prozent der Menschen in Deutschland nicht einmal die Richtwerte der Deutschen Gesellschaft für Ernährung (DGE) erreichen. Wie kommt's? Folsäure ist, wie der Name verrät (lat. folium: das Blatt), in grünen Blättern enthalten. Eine gute Quelle für Folsäure ist beispielsweise Spinat. Leider gibt sich das Vitamin wenig standhaft: Hitzeempfindlich und wasserlöslich verabschiedet es sich beim Waschen und Kochen zu 30 bis 90 Prozent aus dem Gemüse. So kommt es, dass im wohlhabenden Deutschland weite Teile der Bevölkerung unzureichend mit Folsäure versorgt sind.

Ein Skandal eigentlich, denn spätestens in der Schwangerschaft kann eine schlechte Folsäureversorgung Menschenleben kosten. Folsäuremangel führt dazu, dass sich bei der Entwicklung des Föten das Neuralrohr nicht richtig schließt. Diese Fehlbildung endet tödlich oder mit schwersten Behinderungen. Schon in den ersten vier Wochen nach der Empfängnis wird dieser wichtige Entwicklungsschritt vollzogen. Zu diesem Zeitpunkt ahnt die Mutter oft noch gar nicht, dass in ihrem Körper neues Leben wächst – und ihre Vitaminaufnahme jetzt für zwei reichen muss. Experten fordern daher, die Gesamtbevölkerung besser mit Folsäure zu versorgen, sei es durch Anreicherung von Grundnahrungsmitteln oder den Einsatz von Nahrungsergänzungsmitteln. In den USA wird bereits seit 1998 dem Mehl Folsäure zugesetzt. Das Ergebnis: Neuralrohrdefekte bei Neugeborenen wurden um 20 Prozent reduziert.

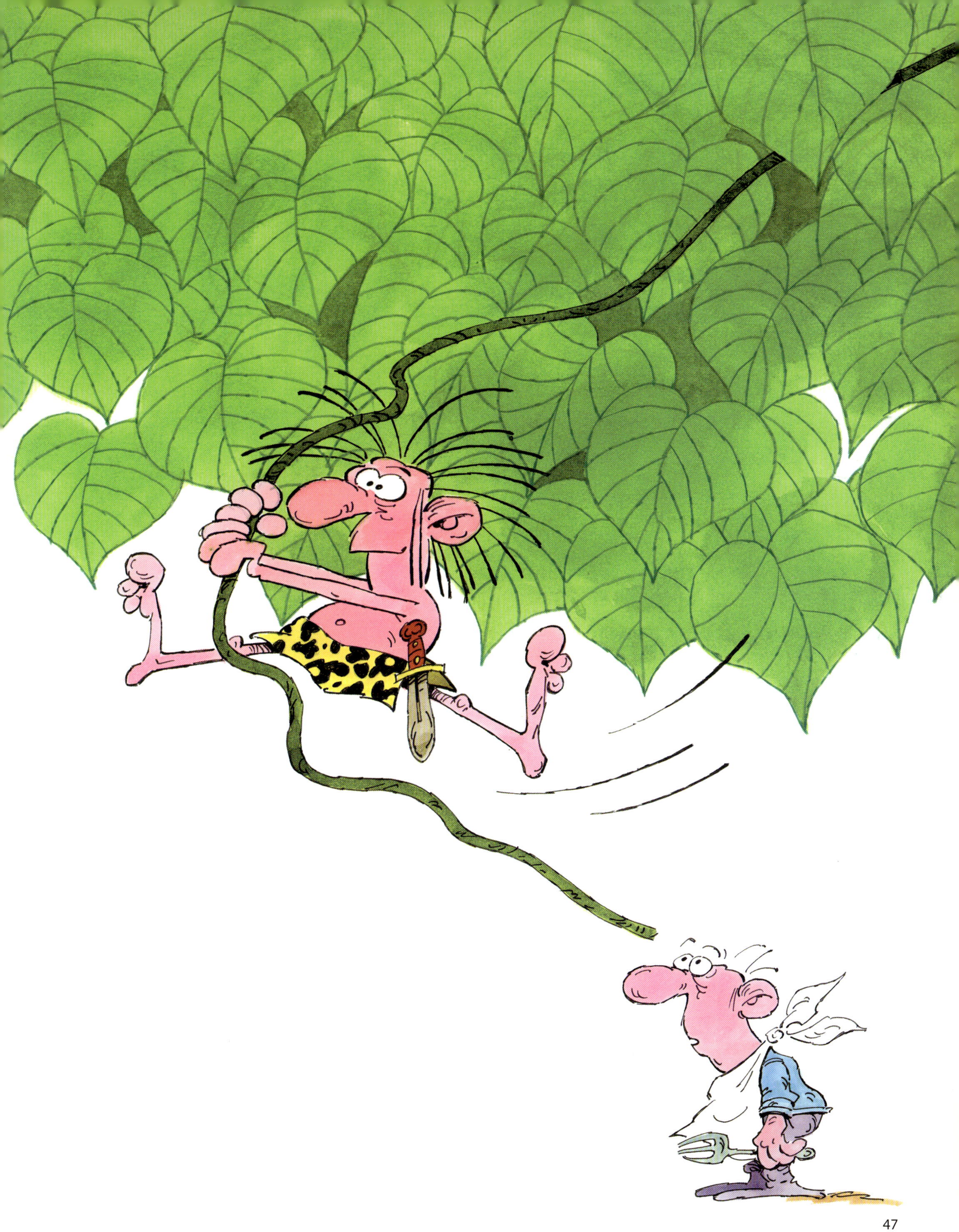

Ein typisches Zeichen für Folsäuremangel ist eine entzündete, rötliche Zunge. Hält der Mangel an, kann sich eine Anämie entwickeln, weil besonders Zellsysteme mit hoher Teilungsrate (wie die Blutzellen) von einer ausreichenden Folsäureversorgung abhängig sind. Im Verlauf der entstehenden (megaloblastären) Anämie färbt sich die Zunge dann blassgrau.

Eine gute Folsäureversorgung ist nicht nur bei Frauen im gebärfähigen Alter wünschenswert. Die günstigen Effekte einer Supplementierung mit Folsäure und Vitaminen der B-Gruppe auf die Entstehung der Arteriosklerose wurden schon erwähnt.

Außerdem profitiert auch der Darm von einer hohen Folsäurezufuhr. Mehrere epidemiologische Studien konnten zeigen, dass eine folsäurereiche Ernährung die Darmkrebshäufigkeit senkt. Wie die Folsäure das macht, wird noch erforscht: Möglicherweise senkt das Vitamin die Mutationsrate unseres Erbguts. Darüber hinaus wird wahrscheinlich auch das Expressionsmuster bestimmter Gene indirekt durch die Verfügbarkeit von Folsäure beeinflusst.

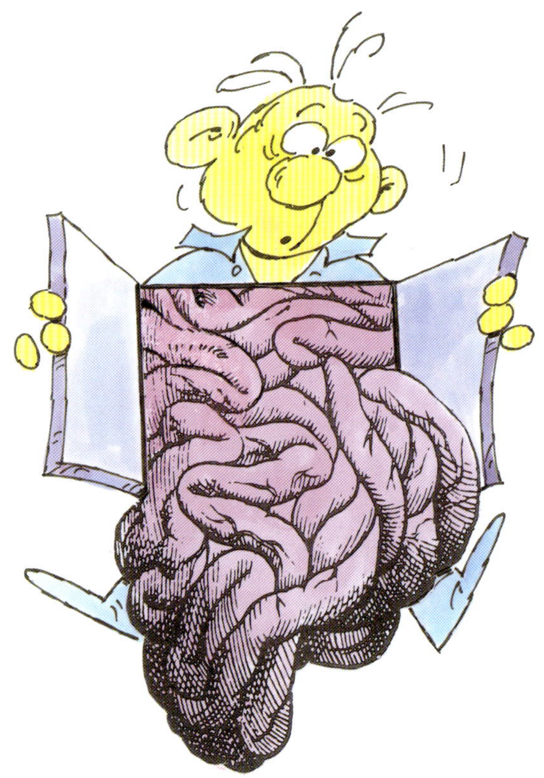

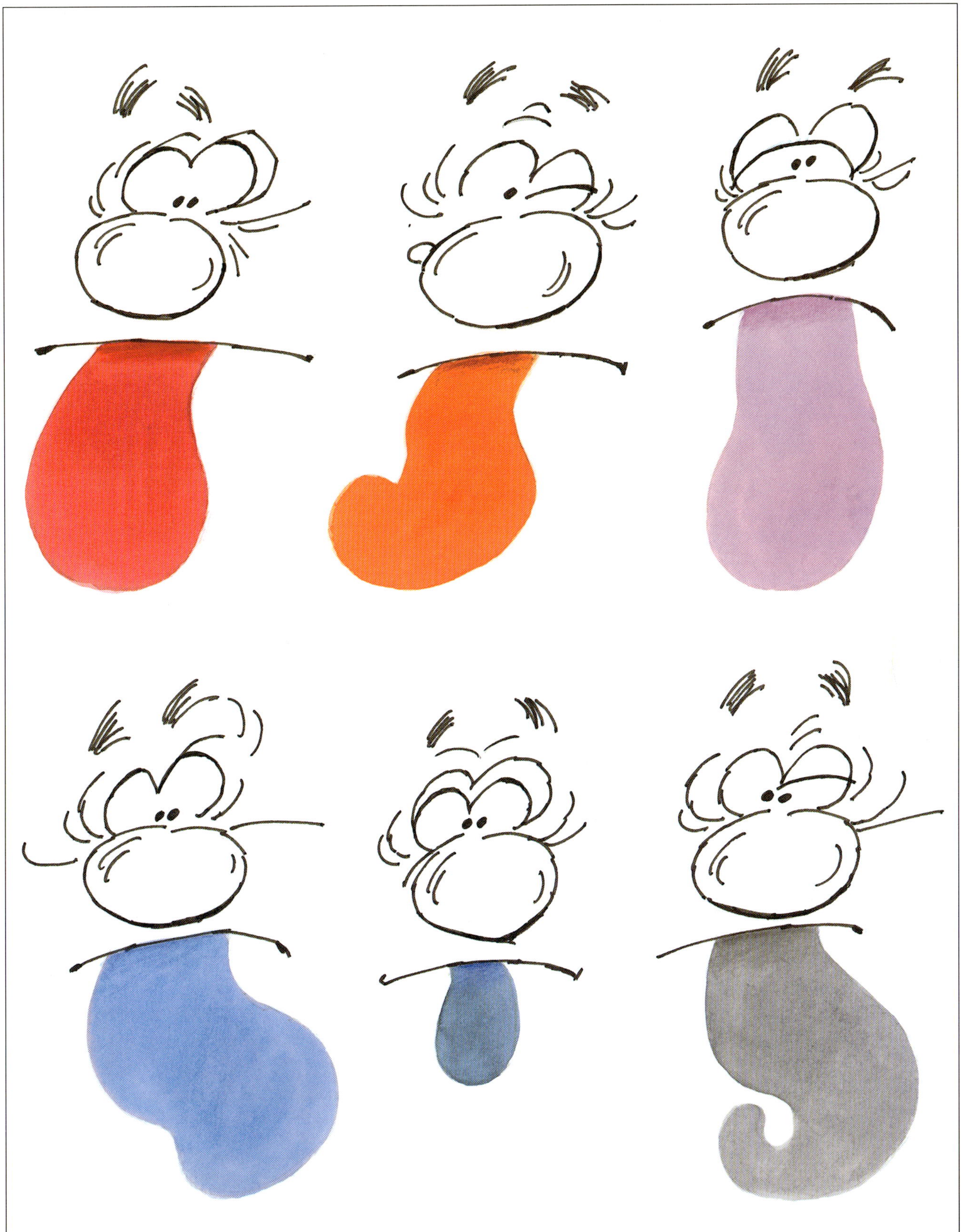

Biotin

„Wahre Schönheit kommt von innen", sagt die Werbung und erklärt Biotin zur „Intensivkur für Haut, Haare und Nägel". Tatsächlich schiebt Biotin im menschlichen Körper Kohlenstoffatome von einem Molekül auf das andere. Solche „Carboxylierungen" kommen ständig und an allen möglichen Stellen im Stoffwechsel vor. Die unübersichtliche Vielzahl von Reaktionen, bei denen Biotin mitspielt, erschwert die Einschätzung, wie es sich tatsächlich auswirkt.

Da unsere Darmbakterien außerdem ein wenig Biotin herstellen können, hatten die Vitaminforscher echten Biotin-Mangel bei Menschen noch nie gesehen. Wollten sie aber. Gut, dass man einen Biotin-Räuber kannte, noch dazu in menschentauglicher Darreichungsform: Rohes Eiklar enthält das Eiweiß Avidin. Avidin schnappt sich das Biotin und schleust es ungenutzt aus dem Körper, oder wissenschaftlich ausgedrückt: Der entstehende Komplex aus Biotin und Avidin wird nicht resorbiert. Jetzt rekrutierte man nur noch ein paar Freiwillige als Versuchskaninchen und verabreichte mehrfach täglich rohes Eiweiß. Nach neun Wochen waren die Symptome des Biotin-Mangels deutlich sichtbar: Die Versuchsteilnehmer waren nicht nur erschöpft, müde, appetitlos und klagten über Schwindel. Sie hatten außerdem mit schuppender Haut und Haarausfall zu kämpfen. Anders ausgedrückt: Das Rendezvous mit dem Biotin-Räuber Avidin hatte sie hässlich gemacht. Mit diesen Versuchen erwarb sich Biotin den Beinamen „Schönheitsvitamin", und auch die alte Bezeichnung Vitamin H (wie Haar und Haut) ist so entstanden. Die Wirkung beschränkt sich übrigens nicht nur auf Menschen: Auch Pferdehufe wachsen schneller, wenn dem Futter Biotin beigemischt wird.

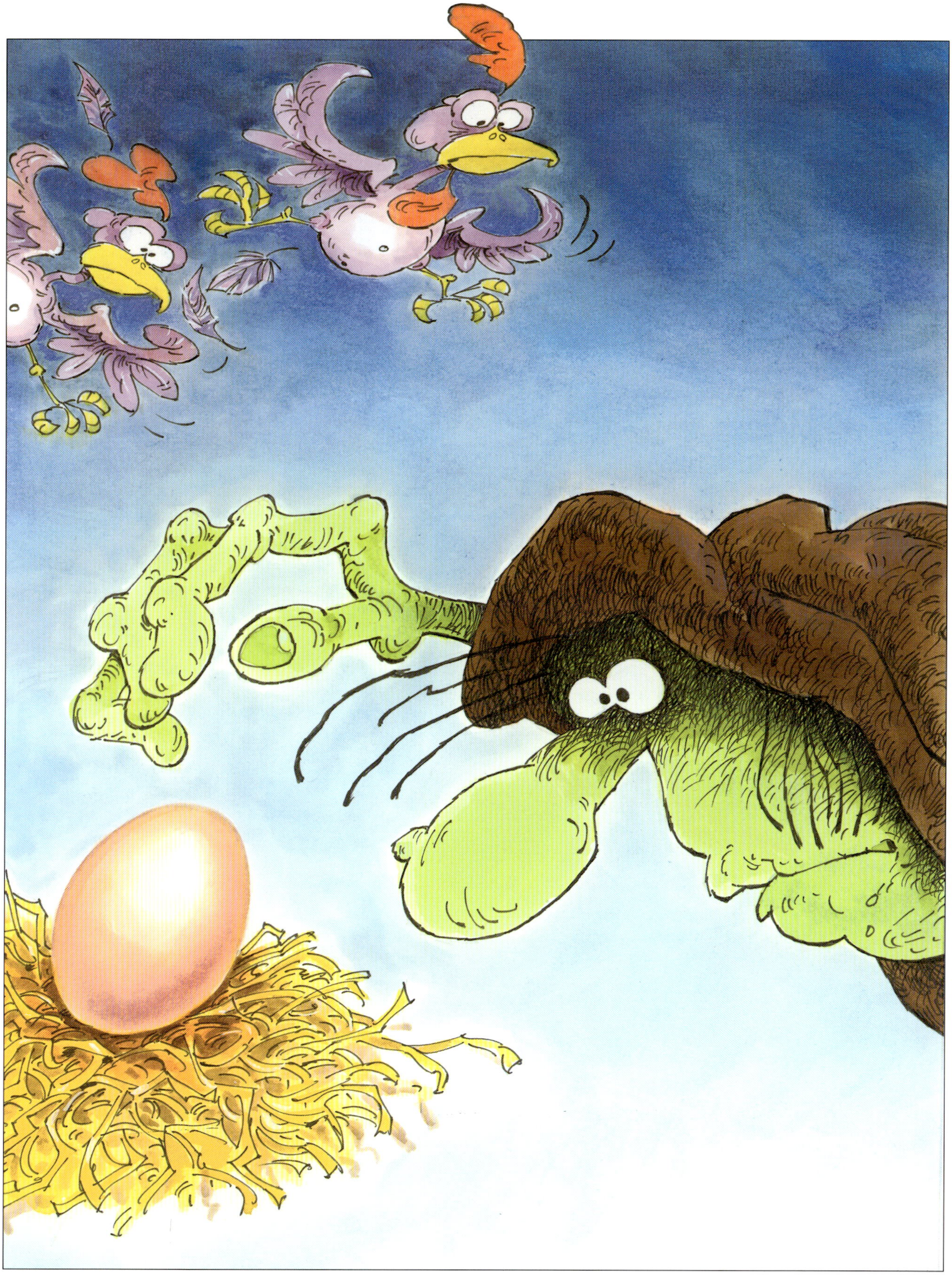

Gemessen am Biotin-Gehalt könnte man demnach Nüsse als „Beauty-Snack" verkaufen: Sie enthalten besonders große Mengen dieses Vitamins. Spitzenreiter sind Hasel- und Erdnüsse, aber auch alle anderen Sorten bis hin zur Kokosnuss liefern reichlich Biotin.

Gegnern des Schönheitskults hat Biotin allerdings noch mehr zu bieten: Es ist z.B. an der DNA-Synthese, dem Aminosäure- und Fettstoffwechsel oder am Aufbau von Komponenten des Immunsystems beteiligt.

Als Coenzym ermöglicht Biotin bestimmten Enzymen die Arbeit. Wahrscheinlich greift das Vitamin aber schon viel früher in den Stoffwechsel ein: Die Nutrigenom-Forschung, ein neuer Zweig der Ernährungswissenschaften, untersucht, ob Vitamine die Expression bestimmter Gene beeinflussen. Die Nutrigenom-Forscher geben sich nicht damit zufrieden, Wirkungen zu beobachten, sie möchten auch die Mechanismen dahinter begreifen – und zwar schon auf molekulargenetischer Ebene. Neue Methoden ermöglichen es den Wissenschaftlern, in einem einzigen Experiment die Expression Tausender Gene zu untersuchen. Mit einer solchen Methode wurde gezeigt, dass Biotin die Ablesung von Genen der Immunantwort oder des Glucosestoffwechsels beeinflusst. Welche therapeutischen Möglichkeiten durch diese neuen Erkenntnisse entstehen, wird die Zukunft zeigen.

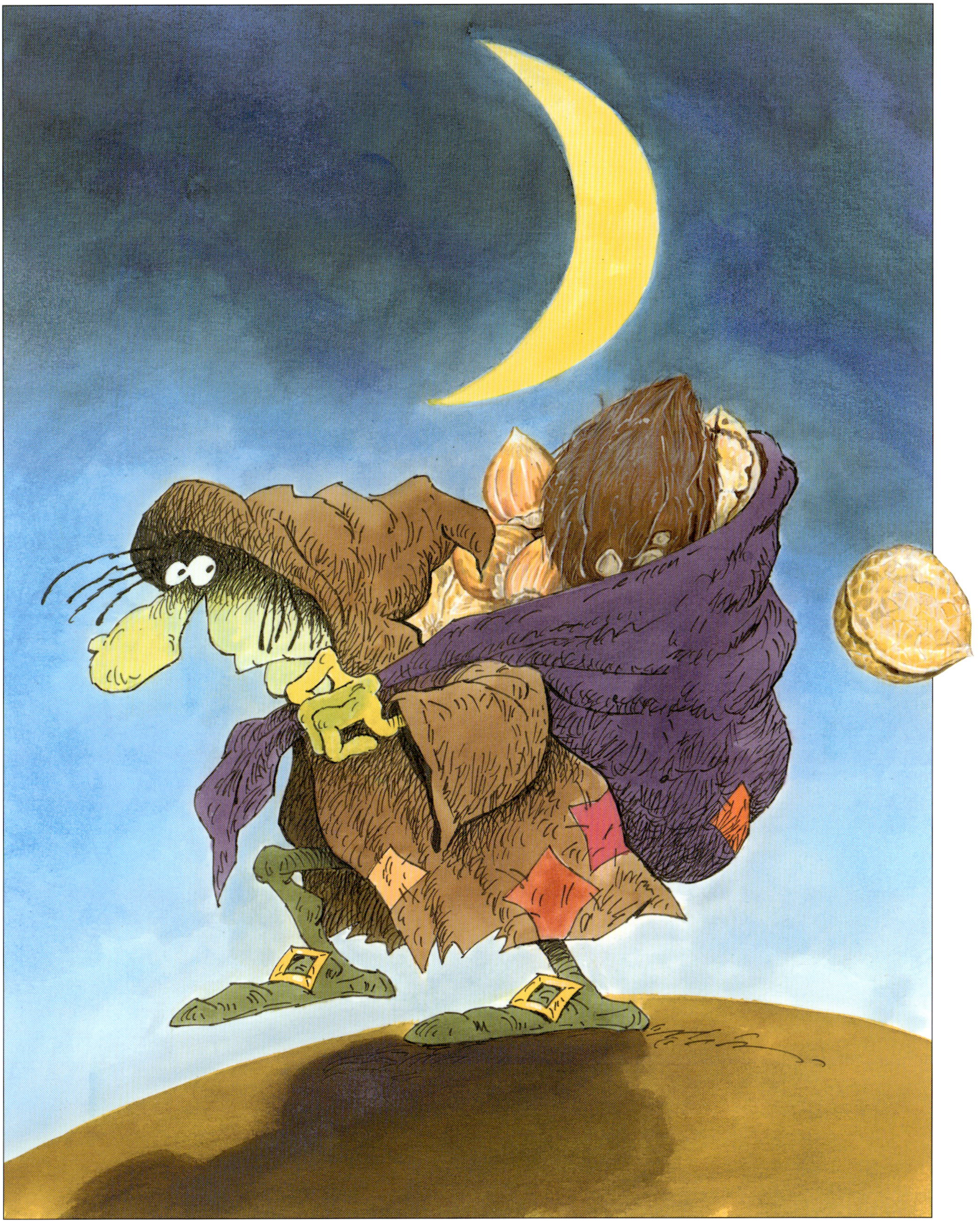

Pantothensäure

Pantothensäure gilt ebenfalls als „Schönheitsvitamin", weil der Stoffwechsel der Haut- und Haarzellen davon abhängt. Als „körpereigener Friseur" fördert Pantothensäure Wachstum und Pigmentierung der Haare. Das Vitamin kann aber noch viel mehr: Als Bestandteil des Coenzym A ist es an fast allen Stoffwechselwegen im Körper beteiligt. Ob Energie aus Kohlenhydraten, Fetten und Proteinen gewonnen werden soll oder die Bildung von Cholesterin, Hormonen, Blutzellen oder Antikörpern ansteht – Coenzym A ist immer dabei. Der Name des B-Vitamins leitet sich vom griechischen pantos (überall) ab, denn Pantothensäure mischt wirklich überall mit und kommt in fast allen Nahrungsmitteln vor – allerdings nur in kleinen Mengen. Der englische Arzt J. Simpson berichtete 1946 in der Zeitschrift Lancet vom „burning feet syndrome" unter britischen Kriegsgefangenen. Die mangelernährten Soldaten klagten über Brennen und Schwere in den Füßen und Beinen, vor allem an den Fußsohlen. Wahrscheinlich entstanden die Symptome infolge der schlechten Versorgung mit Pantothensäure und anderen Vitaminen der B-Gruppe. Gesunde Menschen mit ausgewogener Ernährung haben selten Mangelerscheinungen, aber man hat erkannt, dass z.B. die Einnahme der Antibabypille den Pantothensäure-Spiegel im Blut erniedrigt. Auch Hungerkuren, Alkoholmissbrauch und bestimmte Resorptionsstörungen steigern den Bedarf.

Schon lange weiß man, dass Pantothensäure am Wundheilungsprozess beteiligt ist. Wund- und Heilsalben enthalten schon seit 50 Jahren Dexpanthenol, das im Körper zu Pantothensäure umgebildet wird. Das Vitamin regt die Bildung von Hautzellen an und wirkt entzündungshemmend. Neuere Studien zeigen außerdem, dass auch die orale Einnahme von Pantothensäure die Wundheilung beschleunigen kann, ein Gebiet, auf dem intensiv geforscht wird.

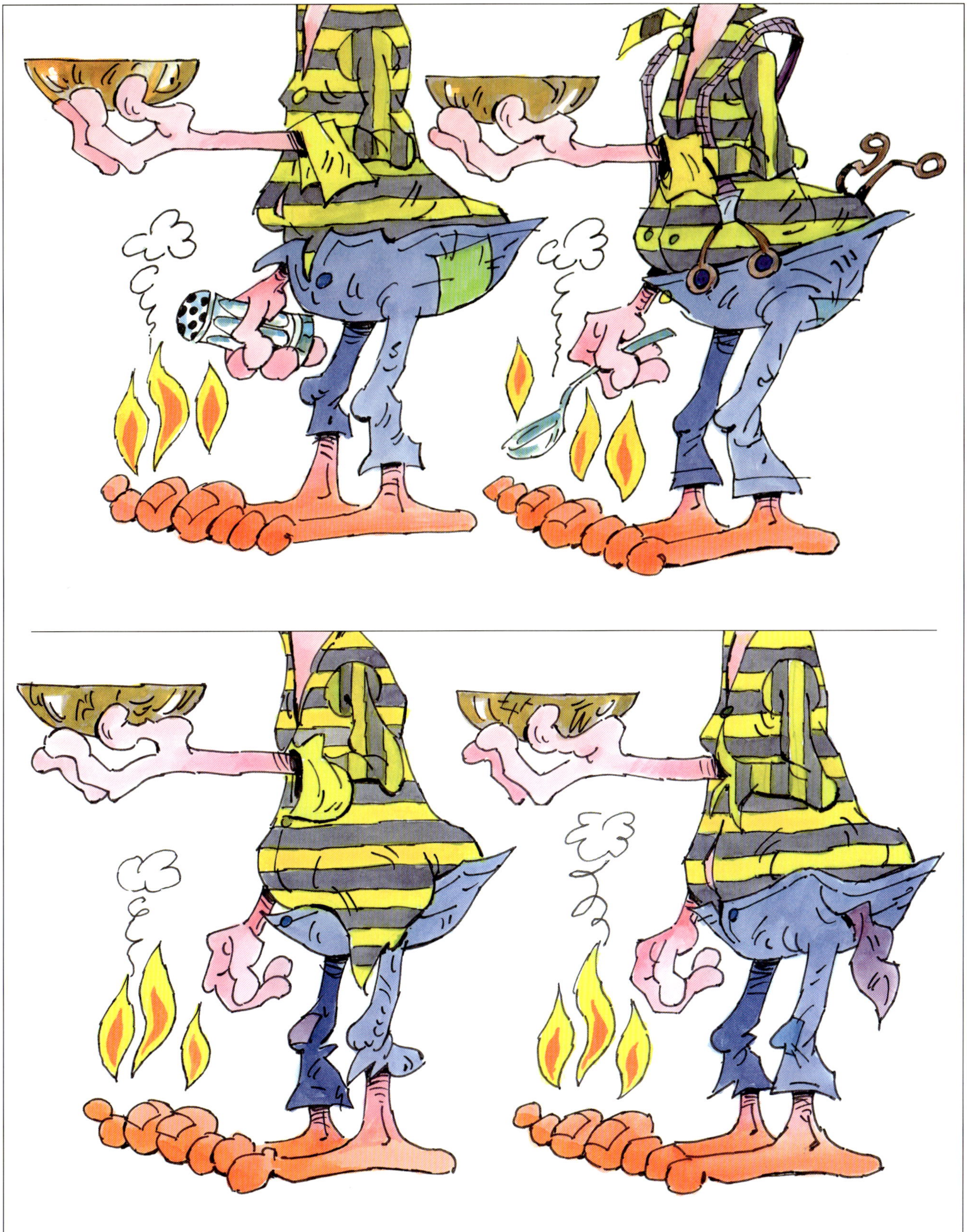

Vitamin-Visionen

In unseren Vitamin-Geschichten sind Sie durch die Jahrhunderte von der Steinzeit in die Zukunft gereist und haben die Erde von Südamerika bis zur Arktis durchmessen. Und was kommt jetzt?

Die Zukunft der Vitaminforschung bleibt spannend. Wir bei Orthomol denken, dass noch viel unentdecktes Potenzial in den Vitaminen steckt. Schon jetzt haben Vitamine und andere Mikronährstoffe einen festen Platz in der Prävention und Therapie vieler Krankheiten. Neue Ansätze, wie beispielsweise die Nutrigenom-Forschung, werden in Zukunft die wissenschaftliche Vitaminforschung bereichern und neue Anwendungsgebiete für Vitamine erschließen.

Die Zukunft der Wissensvermittlung, sagen viele Experten, liege im Infotainment. Mit unseren illustrierten Vitamin-Geschichten wollten wir Sie denn auch gleichzeitig unterhalten und informieren. Wir hoffen, dass uns das gelungen ist und dass wir Ihnen mit dem Vitaminbuch eine Freude machen konnten.

Mit vitaminhaltigen Grüßen

Dr. Kristian Glagau

Dr. Thora Schneiders

Langenfeld, im Jahr 2005

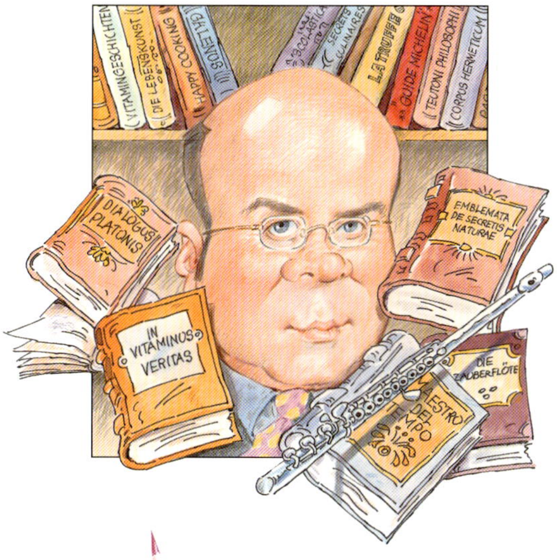

Prof. Dr. Hans Konrad Biesalski

Ernährungsmediziner

Direktor des Instituts für Biologische Medizin

und Ernährungswissenschaften

Universität Hohenheim

Stuttgart

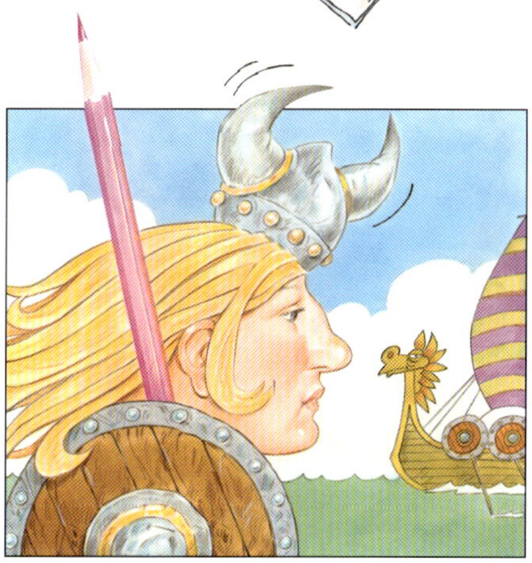

Daniela Kleiböhmer

Dipl.-Biologin

PR-Referentin

Langenfeld

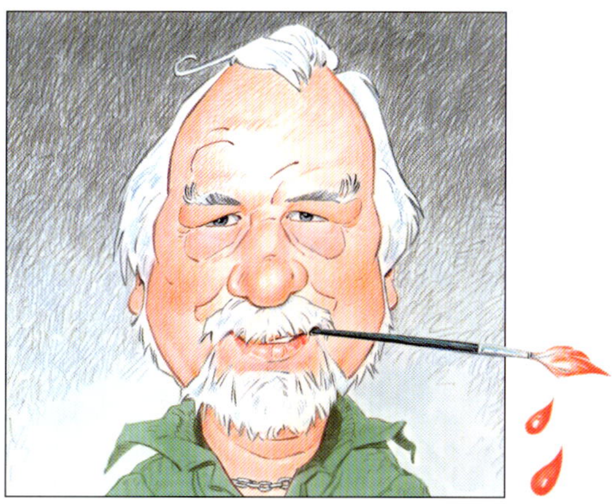

Raymond Côme

Illustrator und Maler

lebt und arbeitet in Brüssel